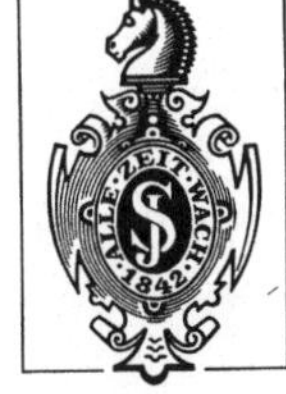

R. Arnold   H.-G. Dammann   P. Minartz
H.-D. Peters   B. Simon   (Hrsg.)

Nizatidin

Pharmakologisches und klinisches Profil
eines neuen H_2-Rezeptor-Antagonisten

Mit 54 Abbildungen und 39 Tabellen

Springer-Verlag Berlin Heidelberg New York
London Paris Tokyo Hong Kong

Professor Dr. med. RUDOLF ARNOLD
Zentrum Innere Medizin, Abteilung für Gastroentrologie
Klinikum der Philipps-Universität
Baldingerstraße, D-3550 Marburg/Lahn

Professor Dr. med. HANNS-GERD DAMMANN
Krankenhaus Bethanien
Martinistraße 44–46, D-2000 Hamburg 20

Dr. med. PETER MINARTZ
Schwerpunktkrankenhaus Elmshorn
Agnes-Karll-Allee, D-2200 Elmshorn

Professor Dr. med. HANS-DIETER PETERS
Auf der Steige 11, D-5300 Bonn-Kessenich 1

Professor Dr. BERND SIMON
Krankenhaus Schwetzingen
Bodelschwingh Straße 11, D-6830 Schwetzingen

ISBN-13: 978-3-642-74411-2   e-ISBN-13: 978-3-642-74410-5
DOI: 10.1007/978-3-642-74410-5

CIP-Titelaufnahme der Deutschen Bibliothek
Nizatidin : pharmakologisches und klinisches Profil eines neuen H_2-Rezeptor-Antagonisten /
R. Arnold . . . (Hrsg.). – Berlin ; Heidelberg ; New York ; London ; Paris ; Tokyo ; Hong Kong :
Springer, 1989

NE: Arnold, Rudolf [Hrsg.]

Dieses Werk ist urheberrechtlich geschützt. Die dadurch begründeten Rechte, insbesondere die
der Übersetzung, des Nachdrucks, des Vortrags, der Entnahme von Abbildungen und Tabellen,
der Funksendung, der Mikroverfilmung oder der Vervielfältigung auf anderen Wegen und der
Speicherung in Datenverarbeitungsanlagen, bleiben, auch bei nur auszugsweiser Verwertung,
vorbehalten. Eine Vervielfältigung dieses Werkes oder von Teilen dieses Werkes ist auch im
Einzelfall nur in den Grenzen der gesetzlichen Bestimmungen des Urheberrechtsgesetzes der
Bundesrepublik Deutschland vom 9. September 1965 in der Fassung vom 24. Juni 1985 zulässig.
Sie ist grundsätzlich vergütungspflichtig. Zuwiderhandlungen unterliegen den
Strafbestimmungen des Urheberrechtsgesetzes.

© Springer-Verlag Berlin Heidelberg 1989
Softcover reprint of the hardcover 1st edition 1989

Die Wiedergabe von Gebrauchsnamen, Warenbezeichnungen usw. in diesem Werk berechtigt
auch ohne besondere Kennzeichnung nicht zu der Annahme, daß solche Namen im Sinn der
Warenzeichen- und Markenschutzgesetzgebung als frei zu betrachten wären und daher von
jedermann benutzt werden dürften.

Produkthaftung: Für Angaben über Dosierungsanweisungen und Applikationsformen kann
vom Verlag keine Gewähr übernommen werden. Derartige Angaben müssen vom jeweiligen
Anwender im Einzelfall anhand anderer Literaturstellen auf ihre Richtigkeit überprüft werden.

Satz: Appl, Wemding

2123/3145-543210 – Gedruckt auf säurefreiem Papier

Vorwort

Die Stellung der H_2-Rezeptor Antagonisten ist – mehr als ein Jahr-
zehnt nach ihrer Einführung in die Therapie säurebedingter Erkrankungen – unangefochten. H_2-Blocker sind die am häufigsten einge-
setzten Ulkustherapeutika und die Substanzgruppe der ersten Wahl in
der Behandlung des Erst- und Rezidivulkus. Des weiteren sind sie in
der Dauertherapie des chronisch Ulkuskranken wohl etabliert und kon-
kurrenzlos. Dagegen erweisen sich andere Ulkusmedikamente hinsichtlich der Beschleunigung der Ulkusabheilung und insbesondere hinsichtlich der Besserung von Ulkusbeschwerden häufig als unterlegen.

Derzeit stehen uns vier H_2-Rezeptor Antagonisten zur Verfügung:
Cimetidin und die neuen Substanzen Ranitidin, Famotidin und Nizatidin. Auf dem Wege von Cimetidin zu Nizatidin waren im wesentlichen folgende Entwicklungen zu beachten: Die Änderung der mole-
kularen Struktur führte zu einer Verbesserung der H_2-Rezeptor-Affini-
tät und Selektivität. Hierdurch konnte bei entsprechender Wirkstär-
kenzunahme eine Dosisreduktion und Senkung der Nebenwirkungs-
rate erreicht werden. Des weiteren gelang es, mit der Einführung der
einmal abendlichen Dosierung die Anwendung zu vereinfachen.

Der grundsätzliche Aufbau eines Histamin-H_2-Rezeptor Antagonisten enthält ein aromatisches Ringsystem und einen sog. Spacer, der
eine polare Gruppe zu dem aromatischen Ringsystem auf Distanz
hält. Während das Cimetidin noch den Imidazolring des Histamins
aufweist, tragen Ranitidin bzw. Famotidin und Nizatidin einen Furan-
bzw. Thiazolring.

Cimetidin-Nebenwirkungen, wie Interaktionen mit dem hepatischen Arzneimittelmetabolismus zahlreicher gebräuchlicher Medika-
mente, werden bei den neuen H_2-Rezeptor Antagonisten – einschließ-
lich des Nizatidins – nicht beobachtet. Die neuen H_2-Rezeptor
Antagonisten Ranitidin, Famotidin und Nizatidin können im Vergleich zu Cimetidin in wesentlich geringeren Dosierungen von 40 bzw.
300 mg/die bei gleicher Wirksamkeit verabfolgt werden.

Seit März 1984 steht dem behandelnden Arzt die patientenfreundli-
che, vereinfachte Dosierungsanleitung, die eine einmal abendliche
Gabe des H_2-Blockers in der Therapie der Ulkuskrankheit vorsieht,
zur Verfügung. Die einmal abendliche Gabe führt zu einer nahezu
ausschließlichen Reduktion der nächtlichen Säuresekretion und läßt
über Tag das physiologische Säurespiel weitgehend unbeeinflußt.
Hieraus ergibt sich zumindest ein möglicher Sicherheitsvorteil, der
darin besteht, daß die Säure den Magen vor einer Überwucherung mit

Bakterien schützen kann, die über Tag mit der Nahrung aufgenommen worden sind.

Die große therapeutische Bedeutung einer substantiellen Reduktion der nächtlichen Säuresekretion steht heute außer Zweifel. Sie hat die Wirksamkeit und Sicherheit in der Behandlung des Ulcus pepticum auf einen außergewöhnlich hohen Standard gebracht.

In zahlreichen großen, internationalen Therapiestudien wurden keine Unterschiede in den Heilungsraten und in der symptomatischen Besserung unter der zweimal täglichen Applikationsform eines H_2-Blockers oder der einmal abendlichen Gabe der gesamten Tagesdosis beobachtet. Darüber hinaus erwiesen sich in Vergleichsstudien die H_2-Rezeptor Antagonisten Famotidin, Ranitidin und Nizatidin in der einmal abendlichen Dosierungsform beim Ulcus duodeni und Ulcus ventriculi als äquipotent.

Die Herausgeber dieser Nizatidin-Monographie waren in besonderem Maße in der klinischen Entwicklung dieses neuen Thiazol-H_2-Rezeptor Antagonisten engagiert. Aus nächster Nähe hatten sie Gelegenheit, das stetige Voranschreiten der Charakterisierung dieses neuen Ulkustherapeutikums aktiv zu verfolgen. Es ist wenig bekannt, wie umfangreich vorbereitende tierexperimentelle und humanpharmakologische Untersuchungen heute obligatorisch sein müssen, bevor ein derartiges Medikament in großangelegten klinischen Therapiestudien eingesetzt werden darf. Der tierexperimentelle Teil dieses Buches gibt hierfür ein klares Zeugnis. Eine sorgfältig durchgeführte, akute, subchronische und chronische Toxikologie in den verschiedensten Tierspezies, die Untersuchung des Einflusses dieses neu entwickelten H_2-Rezeptor Antagonisten auf die Fertilität und Teratogenität sowie Mutagenität und Karzinogenität sind ebenso unverzichtbar geworden, wie später die umfassende Dokumentation sämtlicher Nebenwirkungen, die im Rahmen eines klinischen Einsatzes auftreten.

Es ist heute selbstverständliche Verpflichtung, die klinische Effektivität eines modernen Ulkustherapeutikums in großen doppelblind und endoskopisch kontrollierten klinischen Therapiestudien eindeutig festzulegen. Neu entwickelte Substanzen haben sich an der derzeit klinischen Effektivität des Ranitidins zu messen. Kontrollierte Studien an mehr als 4800 Patienten belegen – auch im direkten Vergleich mit Ranitidin – eindeutig die gute klinische Wirksamkeit und die außergewöhnlich gute Verträglichkeit des Nizatidins. Bis heute wurden weltweit ca. 1 Million Ulkuspatienten mit Nizatidin erfolgreich behandelt.

Die vorliegende Monographie weist Nizatidin als ein in seinem pharmakologischen und pharmakodynamischen Profil, im Sicherheits- und Verträglichkeitsspektrum und in seiner klinischen Wirksamkeit wohl charakterisiertes neues Ulkustherapeutikum aus. Nizatidin ist eine weitere Alternative in der Behandlung säureassoziierter Erkrankungen.

Februar 1989

Die Herausgeber

Inhaltsverzeichnis

4   Klinik

Abkürzungen

AUC = Fläche unter der Kurve
$b.i.d.$ = 2 × tgl. Applikation
C_{max} = maximale Plasmakonzentration
Cl_{ren} = renale Clearance
Cl_{tot} = totale Clearance
Cl_{nren} = nichtrenale Clearance (hepatische)
ED_{50} = Dosis, bei der 50% der Tiere eines Kollektivs eine bestimmte Wirkung zeigen
IC_{50} = Plasmakonzentration für 50% Säurehemmung
K_B = Dissoziationskonstante des Rezeptor-Wirkstoffkomplexes
K_i = Konzentration zur vollständigen Enzyminhibierung
LD_{50} = Dosis, bei der 50% der Tiere eines Kollektivs sterben
MFS = Scheinmahlzeit
$nocte$ = abendliche Gabe
pKa = Ionisationskonstante
T_{max} = Zeit bis zum Erreichen max. Plasmakonzentration
$T_{1/2}$ = Plasmahalbwertzeit
V_{area} = Verteilungsvolumen

1 Chemie

1.1 Chemische Strukturverwandtschaft der H_2-Rezeptor-Antagonisten

Abbildung 1.1 zeigt die Strukturformeln der H_2-Rezeptor-Antagonisten Cimetidin, Ranitidin, Nizatidin und Famotidin im Vergleich zum Histamin. Der erste H_2-Rezeptor-Antagonist Cimetidin weist noch eine große Ähnlichkeit in seiner chemischen Struktur zum Histamin auf. Cimetidin enthält wie das Histamin einen Imidazolring, der mit einer Methylgruppe und einer Cyanoguanidingruppe am Ende der Methylthioethyl-Seitenkette substituiert wurde. Diese Veränderungen bewirken, daß aus dem H_2-Rezeptor-Agonisten Histamin ein kompetitiv reversibler H_2-Rezeptor-Antagonist wurde. Daß der Imidazolring für einen H_2-Rezeptor-Antagonisten jedoch nicht unbedingt erforderlich ist, konnte durch Ranitidin gezeigt werden. Der Austausch des Imidazolringes durch einen Furanring, die Anbindung einer Alkylaminoalkylgruppe und die Modifikation der Cyanoguani-

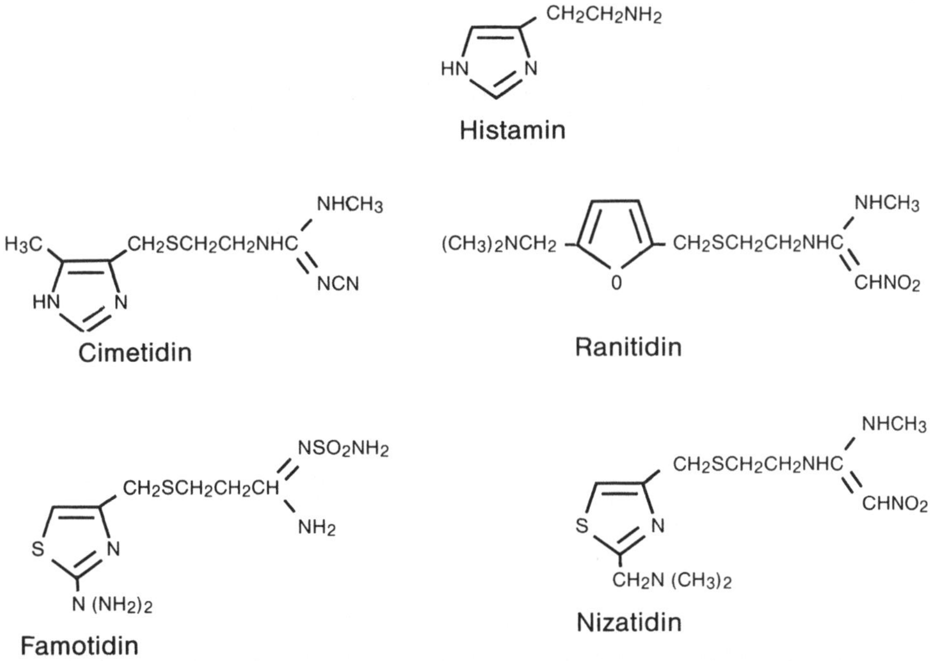

Abb. 1.1. Strukturformel des Histamins und der H_2-Rezeptor-Antagonisten Cimetidin, Ranitidin, Nizatidin und Famotidin

dingruppe führten zum Ranitidin. Mit der Synthese des Nizatidins wurde ein Thiazolring in das Gerüst eines H_2-Rezeptor-Antagonisten eingebaut. Die Seitenketten des Nizatidins sind mit denen des Ranitidins identisch. Der H_2-Rezeptor-Antagonist Famotidin enthält ebenfalls einen Thiazolring. Im Vergleich zum Nizatidin und Ranitidin wurden beim Famotidin weitere Veränderungen an den Seitenketten vorgenommen. Die Entwicklung der H_2-Rezeptor-Antagonisten Ranitidin, Nizatidin und Famotidin ist gekennzeichnet durch eine Steigerung der auf äquimolare Dosis bezogenen säuresekretionshemmenden Wirkung.

1.2 Chemisch-physikalische Kenndaten des Nizatidins

Wirksubstanz:

Nizatidin

Chemischer Name:

N-[2-[[[2-[(dimethylamino)methyl]-4-thiazolyl]
methyl]thio]ethyl]-N-methyl-2-nitro-1,1-ethendiamin

Strukturformel:

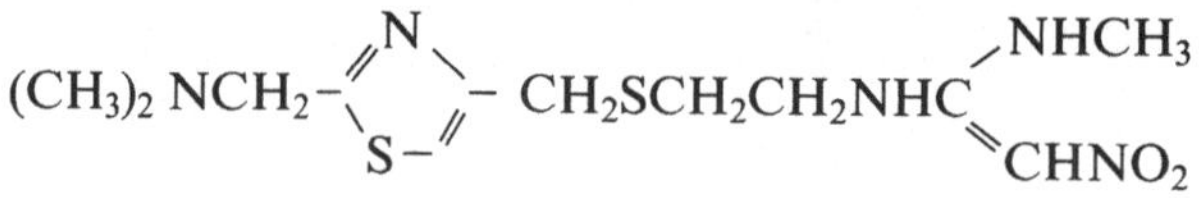

$$(CH_3)_2\,NCH_2-\underset{S}{\overset{N}{\diagdown\diagup}}-CH_2SCH_2CH_2NHC\underset{CHNO_2}{\overset{NHCH_3}{<}}$$

Summenformel:

$C_{12}H_{21}N_5O_2S_2$

Molekulargewicht:

331,46

Aussehen:

Fast weißes bis gelbgefärbtes kristallines Pulver

Schmelzpunkt:

133–134 °C

Löslichkeit:

Wasser	wenig löslich	($\geq 10,0- <33,3$ mg/ml)
Methanol	löslich	($\geq 50,0- <100,0$ mg/ml)
Octanol	sehr schwer löslich	($<0,5$ mg/ml)
Benzol	sehr schwer löslich	($<0,5$ mg/ml)
Chloroform	leicht löslich	($\geq 100,0$ mg/ml)

pH:

9,0 in 1%iger wäßriger Lösung

pKa:

6,25; 8,4 (Dimethylformamid 66%)
2,1; 6,8 (Wasser)

Verteilungskoeffizient:

0,3 (Octanol/Puffer, esg. pH 7,4)

Stabilität:

länger als 2 Jahre

2 Tierexperimentelle Pharmakologie

2.1 Pharmakodynamik

2.1.1 Untersuchungen zur Rezeptoraffinität und -selektivität

Nizatidin erwies sich sowohl bei In-vitro-Untersuchungen am Rattenuterus als auch bei In-vivo-Studien am Hundemagen als kompetitiv reversibler H_2-Rezeptor-Antagonist.

Die relaxierende Wirkung des Histamins (H_2-Rezeptor-vermittelt) auf durch Kaliumchlorid bedingte Kontraktionen östrogenvorbehandelter Rattenuteri konnte durch Nizatidin dosisabhängig (3×10^{-7} bis 3×10^{-5}M) aufgehoben werden. Die sich in Anwesenheit des Antagonisten ergebende parallele Verschiebung der Dosis-Wirkungs-Kurve des Histamins ohne Veränderung des Maximums ist ebenso wie die mit einer Steigung von 1,0 verlaufende Gerade im Schildplot (Abb. 2.1) ein Beweis für den kompetitiven H_2-Antagonismus von Nizatidin. Nizatidin zeigte im Vergleich zum Cimetidin eine 10fach höhere Bindungs-Affinität an den H_2-Rezeptor (K_B: 87 vs. 871×10^{-6}M/kg) (Evans et al. 1984; Lin et al. 1986).

Auch bei den In-vivo-Untersuchungen an Mongrelhunden mit Magenfistel und Heidenhain-Tasche zeigte sich für Nizatidin an den säuresezernierenden Zellen des Magens ein eindeutig kompetitiver H_2-Rezeptor-Antagonismus (Abb. 2.2). Die

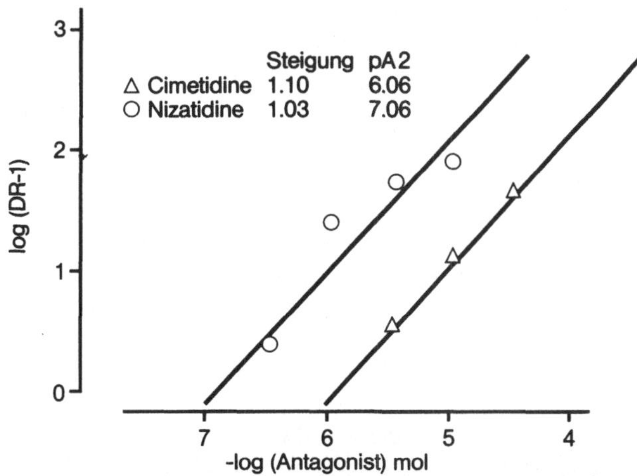

Abb. 2.1. Effekt von Nizatidin und Cimetidin auf die H_2-Rezeptoren des Rattenuterus (Schildplot zeigt kompetitiven Antagonismus). (Nach Lin et al. 1986)

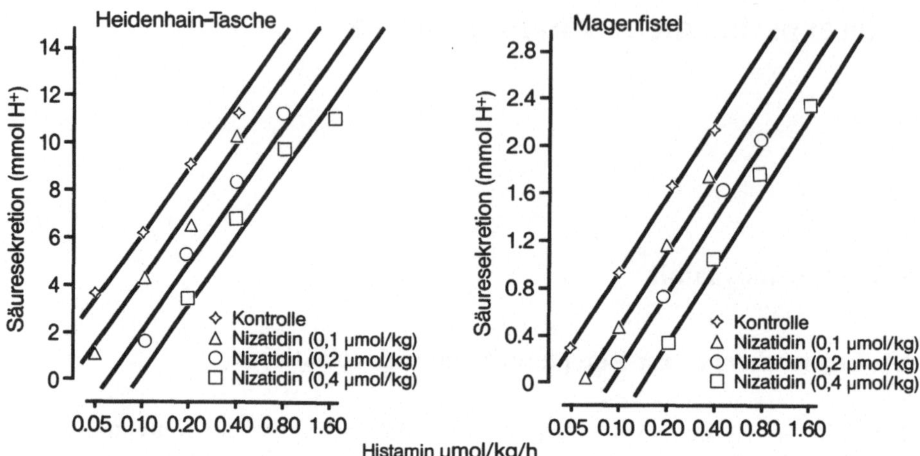

Abb. 2.2. Dosis-Wirkungs-Beziehung von Histamin auf die Säuresekretion bei Hunden mit Heidenhain-Tasche und Magenfistelung in Gegenwart unterschiedlicher Dosen an Nizatidin. (Nach Lin et al. 1986)

Berechnung der Dissoziationskonstante (K_B) und der pA_2-Werte ergab für Nizatidin eine 4fach stärkere Affinität zum H_2-Rezeptor als für Cimetidin (160 vs. 550×10^{-6}M/kg) bzw. (6,85 vs. 6,20) (Evans et al. 1984; Lin et al. 1986).

Für Nizatidin konnte in Konzentrationen von 10^{-8} bis 10^{-5}M keine muskarin-cholinerge, Histamin-H_1- oder β-adrenerge Rezeptoraktivität nachgewiesen werden. Für die Rezeptorselektivitätsstudien wurden u.a. Meerschweinchen-Ileum (Muskarin und Histamin-H_1-Rezeptor), Trachea (β-adrenerger Rezeptor) und Vorhof (α- und β-adrenerge Rezeptoren) untersucht. Hierbei konnten weder agonistische noch antagonistische Effekte beobachtet werden. An Präparaten aus der Aorta von Ratten zeigte sich bei Konzentrationen von 10^{-5}M eine schwache α-Rezeptor-blockierende Wirkung. Obwohl die gleichen Rezeptoren sich auch am Vas deferens der Ratte befinden, trat dort eine α-Rezeptor-antagonisierende Wirkung nicht auf (Lin u. Evans 1981a).

Erst Nizatidinkonzentrationen von $3,2 \times 10^{-4}$M (100- bis 1000fache ED_{50}-Dosis) zeigten am Ileumpräparat des Meerschweinchens direkte (Testsubstanz Atropin) und indirekte (Testsubstanz Eserin) muskarin-cholinerge und H_1-Rezeptor (Testsubstanz Pyrilamin)-antagonistische Wirkungen (Kounenis et al. 1987; Lin et al. 1986). Wegen der äußerst hohen Konzentration spielen bei therapeutischen Erwägungen diese Effekte jedoch keine Rolle.

2.1.2 Wirkungen auf die Magensäuresekretion

Nizatidin erwies sich sowohl bei In-vitro-Studien an Ochsenfröschen, als auch bei In-vivo-Untersuchungen an Ratten und Hunden als ein starker und spezifischer H_2-Rezeptor-Antagonist der säuresezernierenden Zellen des Magens (Tabelle 2.1). Nizatidin führte zu einer ausgeprägten Inhibition sowohl der basalen

Tabelle 2.1. Untersuchungen zur magensäurehemmenden Wirkstärke von Nizatidin

	Säurestimulierung	Applikation	Nizatidin ED_{50} (M/kg)	Relative Wirkstärke in bezug auf Cimetidin ($=1$)
Ochsenfrosch	Histamin (10^{-5}M)	–	9×10^{-7}	17,8
Ratte	basal	s.c.	$13,8 \times 10^{-7}$	8,9
Hund	Histamin (8 µg/kg/h)	i.v.	$0,8 \times 10^{-7}$	6,5
		oral	$1,8 \times 10^{-7}$	10,0
	Histamin (40µg/kg/h)	i.v.	–	5,7
		oral	$17,6 \times 10^{-7}$	5,4
	Tetragastrin (0,4 µg/kg/h)	i.v.	$3,1 \times 10^{-7}$	4,7
	Metacholin (100 µg/kg/h)	i.v.	–	4,9

als auch der durch Histamin, Tetragastrin, Metacholin oder mahlzeitstimulierten Säuresekretion (Lin et al. 1984; Evans et al. 1984; Lin et al. 1986a).

An isolierter Magenschleimhaut von Ochsenfröschen (Rana catesbeiana) konnte eine 50%ige Hemmung (ED_{50}) der durch Histamin (10^{-5}M) induzierten Säuresekretion bereits bei einer Nizatidinkonzentration von 9×10^{-7}M ermittelt werden (Tabelle 2.1). Der für Cimetidin bestimmte ED_{50}-Wert lag bei 160×10^{-7}M. Diese Ergebnisse weisen auf die ausgeprägte Wirkstärke (17,8fach) des Nizatidins hin (Lin et al. 1986a). Jedoch nicht nur in der Wirkstärke, sondern auch in der Wirkdauer zeigte sich die ausgeprägte H_2-Rezeptor-blockierende Eigenschaft des Nizatidins. Bei einer Nizatidin-Dosis von $0,9 \times 10^{-5}$M (10fach ED_{50}) kam es über 4,5 h zu keinem Verlust bezüglich der Säuresekretionshemmenden Wirkung. Eine äquipotente Cimetidindosis von 16×10^{-5}M (ebenfalls 10fach ED_{50}) führte bereits nach 1 h zu einem Rückgang der maximalen Säurehemmung um 20% und nach 4,5 h von insgesamt über 30% (Lin u. Evans 1981). Hieraus ist auf eine Bindungsaffinität des Nizatidins an die H_2-Rezeptoren der Magenschleimhaut von Ochsenfröschen zu schließen.

Nizatidin hemmte ebenfalls dosisabhängig die basale Säuresekretion bei Albinoratten (Tabelle 2.1). Die prozentuale Säurereduktion erwies sich als lineare Funktion des Logarithmus der Dosis (die Korrelation zwischen Dosis und Wirkung war mit einem Koeffizienten von $\gamma = 0,94$ hochsignifikant). Die nach subkutaner Applikation ermittelten ED_{50}-Werte von Nizatidin ($13,8 \times 10^{-7}$M/kg) und Cimetidin ($79,5 \times 10^{-7}$M/kg) zeigten für Nizatidin eine um den Faktor 8,9 ausgeprägtere Hemmwirkung der basalen Säuresekretion (Lin et al. 1986a).

Des weiteren wurden Untersuchungen an Mongrelhunden mit vagal innervierter Magenfistel und Heidenhain-Tasche durchgeführt (Tabelle 2.1). Die orale und intravenöse Gabe von Nizatidin führte zu einer wirksamen Hemmung der durch Histamin in submaximaler (8 µg/kg/h) (Abb. 2.3) und nahezu maximaler (40 µg/kg/h) Dosierung induzierten Magensäuresekretion. Nizatidin erwies sich im Vergleich mit dem H_2-Rezeptor-Antagonisten Ranitidin sowohl im Ausmaß als auch

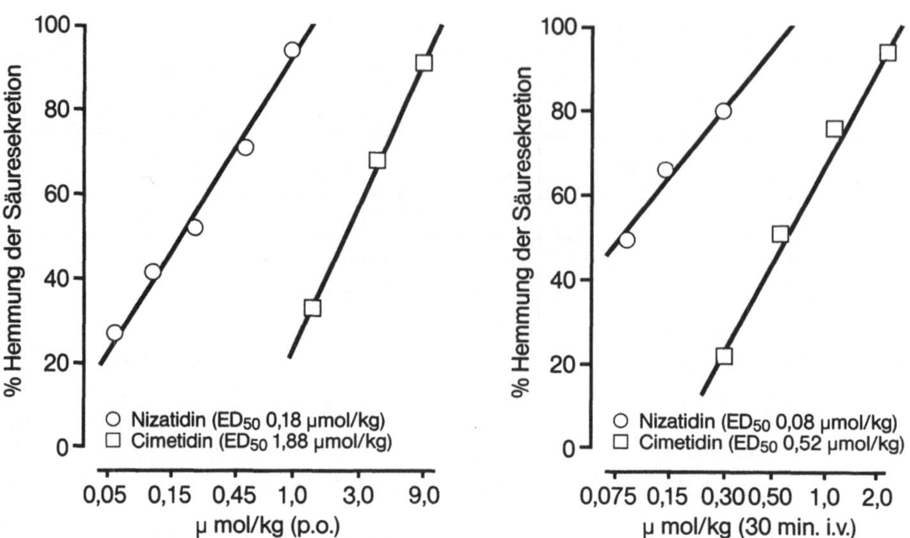

Abb. 2.3. Maximale Hemmung der histaminstimulierten (8 µg/kg/h) Säuresekretion nach oraler oder intravenöser Gabe steigender Dosen an Nizatidin und Cimetidin. (Nach Lin et al. 1986a)

in der Dauer der Säuresekretionshemmung als äquipotent (Morton 1987). Das Wirkstärkenverhältnis von Nizatidin zu Cimetidin betrug bei submaximaler Histamindosis i.v. = 6,5, oral = 10,0 und bei nahezu maximaler Histamindosis i.v. = 5,7, oral = 5,4 (Lin et al. 1986a).

Unterschiedliche parenterale Applikation (i.v., s.c., i.m.) äquimolarer Nizatidindosen hatte keinen verminderten Einfluß auf die Hemmung der maximal durch Histamin (40 µg/kg/h) stimulierten Säuresekretion (Lin et al. 1986a). Die subkutane und intramuskuläre Gabe führten lediglich zu einem um ca. 30 min verzögerten Wirkungseintritt und zu einer geringgradig längeranhaltenden Wirkdauer (Abb. 2.4).

Nizatidin hemmte bei Hunden mit Magenfistel und Heidenhain-Tasche ebenfalls dosisabhängig die durch Tetragastrin (0,4 µg/kg/h) induzierte Säuresekretion. Intravenös infundiertes Nizatidin ($ED_{50} = 3,1 \times 10^{-7}$M/kg) war 4,7fach wirksamer als Cimetidin ($ED_{50} = 14,6 \times 10^{-7}$M/kg). Bei Steady-state-Untersuchungen mit Metacholin (kontinuierliche Infusion von 100 µg/kg/h) erwies sich 0,7 µmol/kg Nizatidin in Wirkstärke und Dauer äquipotent mit 3,4 µmol/kg Cimetidin (Lin et al. 1986a).

Die postprandiale Säuresekretion konnte bei Hunden durch Nizatidin im Vergleich zu einer äquimolaren Cimetidin-Dosis länger gehemmt werden. 3 h nach oraler Gabe von 2×10^{-7}M/kg zeigten sich bereits signifikante Unterschiede im Ausmaß der Säurehemmung zwischen beiden H_2-Blockern (Abb. 2.5) (Lin u. Evans 1981). Die Verdoppelung der Nizatidindosis auf 4×10^{-7}M/kg führte innerhalb der ersten 6 h nach Applikation zu keiner Zunahme der postprandialen Säurehemmung, zeigte aber nach 10 und 12 h eine im Vergleich zur halben Dosis signifikant ausgeprägtere säureinhibierende Wirkung (Lin u. Evans 1981).

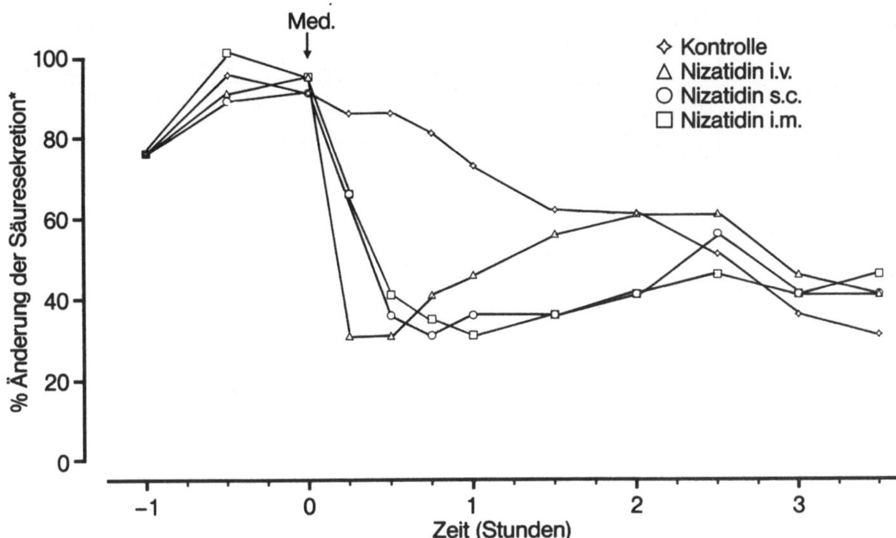

*100% minus % Säuresekretionshemmung in bezug auf den Zeitpunkt vor Medikamentengabe

Abb. 2.4. Hemmung der histminstimulierten (40 µg/kg/h) Säuresekretion nach unterschiedlicher parenteraler Applikation (i.v., s.c. oder i.m.) äquimolarer Dosen (0,7 µmol/kg) von Nizatidin. (Nach Lin et al. 1986a)

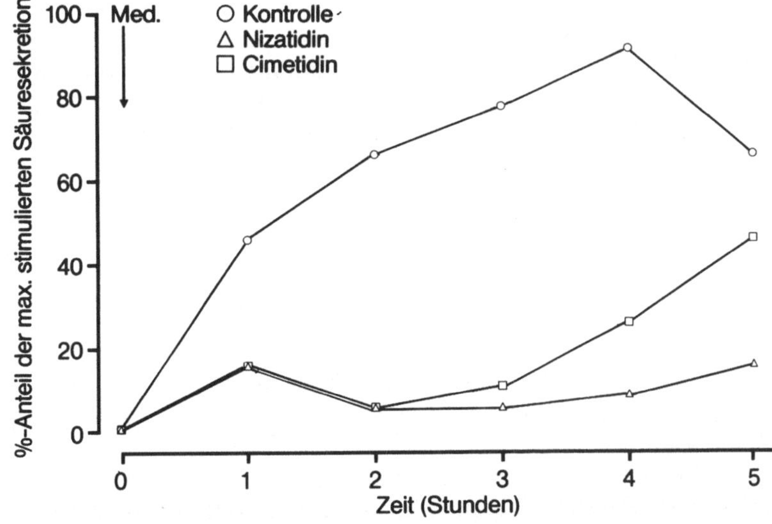

Abb. 2.5. Hemmung der durch Mahlzeit induzierten Säuresekretion bei Hunden nach Gabe von 20 µmol/kg Nizatidin oder Cimetidin. (Nach Lin u. Evans 1981, unveröffentlichte Daten)

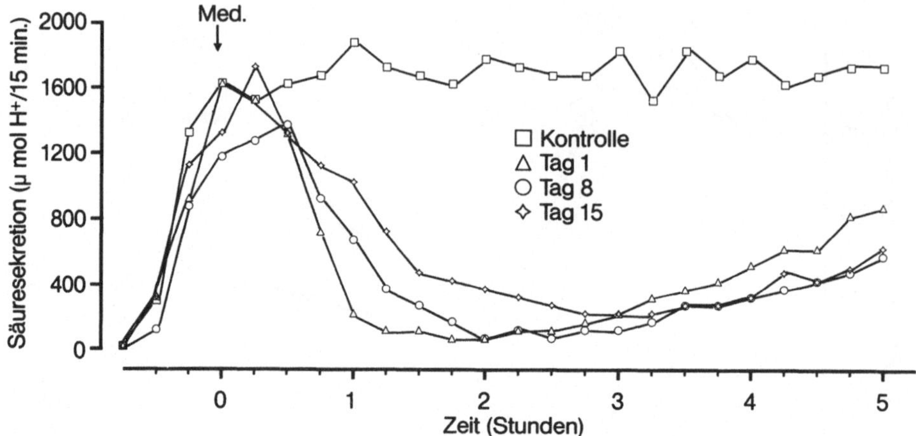

Abb. 2.6. Hemmung der histaminstimulierten (40 µg/kg/h) Säuresekretion 1, 8 und 15 Tage nach oraler Gabe von 10 µmol/kg Nizatidin täglich. (Nach Lin u. Evans 1981, unveröffentlichte Daten)

Bei Untersuchungen zum Ausschluß einer Nizatidin-Toleranzentwicklung wurde Hunden 2 × tgl. 5 µmol/kg Nizatidin ($2 \times ED_{90}$) p. o. verabreicht. Säuresekretionsstudien mit nahezu maximal wirksamen Histamindosen an Tag 1, 8 und 15 zeigten bezüglich der Hemmwirkung keine signifikanten Differenzen (Abb. 2.6). Dies bedeutet, daß über 15 Tage bei Hunden kein Wirkverlust der Säuresekretionshemmung auftritt (Lin u. Evans 1981).

Pharmakokinetische Studien zeigten, daß N_2-Desmethyl- und Sulfoxid-Nizatidin sowohl bei den untersuchten Tierspezies als auch beim Menschen die Hauptmetabolite sind. Das Sulfoxidderivat des Nizatidins zeigt weder eine Hemmung der histaminstimulierten Magensäuresekretion in vivo noch eine uterusrelaxierende Wirkung in vitro. Demgegenüber konnten für den N_2-Desmethyl-Metaboliten ca. 61% der H_2-Rezeptor-Antagonisten-Aktivität des Nizatidins nachgewiesen werden (Callaghan et al. 1987). Beide Metabolite führten wie Nizatidin selbst zu keiner kompetitiven Bindung an Androgenrezeptoren (Hanlin 1981; Neubauer 1984).

2.1.3 Wirkungen auf die Magen- und Dünndarmmotilität

Nizatidin übt in therapeutisch effektiven Konzentrationen (ED_{50}-Werte, s. Tabelle 2.1) von 10^{-9} bis 10^{-6}M keinen Einfluß auf die Motilität des Magens und Dünndarms aus.

Erst hohe Nizatidinkonzentrationen von 10^{-4} bis 10^{-3}M induzierten eine Stimulation der Motilität isolierter Magen- und Zwölffingerdarmpräparate des Meerschweinchens, ein Effekt der sich dosisabhängig, jedoch nicht kompetitiv durch niedrige Atropinkonzentrationen (5×10^{-8}) und hohe Pyrilaminkonzentrationen (10×10^{-5}) hemmen ließ (Lin et al. 1986).

10^{-8}M Eserin (Cholinesterasehemmer) führte zu einer zusätzlichen Steigerung der durch hohe Nizatidinkonzentrationen ($3,2 \times 10^{-4}$M) hervorgerufenen Kontraktion intestinaler glatter Muskulatur (Kounenis et al. 1987). Kounenis et al. konnten außerdem in Ergänzung zu den Arbeiten von Lin zeigen, daß niedrige Pyrilaminkonzentrationen (10×10^{-8}M) zu keiner Hemmung der nizatidin-bedingten Kontraktionen der glatten Muskulatur führten.

Zusammenfassend kann aus den Ergebnissen der Untersuchungen geschlossen werden, daß Nizatidin lediglich in hohen Konzentrationen ($> 10^{-5}$M) einen stimulierenden Einfluß auf die glatte Muskulatur des Darmes ausübt, der wahrscheinlich direkt und/oder indirekt mit dem Einfluß auf das cholinerge System im Zusammenhang steht. Außerdem ist eine erst bei hohen Konzentrationen auftretende äußerst schwache H_1-antagonistische Wirkung nicht auszuschließen.

2.1.4 Wirkung auf die Magenschleimhaut

In zwei verschiedenen Untersuchungen an Ratten konnte für Nizatidin eine zytoprotektive Wirkung nachgewiesen werden (Lin et al. 1986).

Nizatidin führte in einer Dosierung von 0,125 bis 0,5 mg/kg zu einer signifikanten Reduktion der durch Pylorusligation und Aminoguanidin (Diamoxydasehemmer) hervorgerufenen Magenschleimhautläsionen. Die subkutanen Dosen hatten dabei keinen Einfluß auf die Säure- und Volumensekretion der Parietalzelle. Die zytoprotektive Wirkung des Nizatidins erwies sich als dosisabhängig.

Auch die durch HCl und Azetylsalizylsäure hervorgerufenen Magenschleimhautläsionen konnten signifikant durch gleichzeitige subkutane Gabe von Nizatidin vermindert werden. Die Wirkung von 0,125 mg/kg Nizatidin entsprach der von 0,5 mg/kg Cimetidin. Der Säuregehalt des Magens wurde durch die applizierte Nizatidindosis nicht beeinflußt.

2.1.5 Wirkungen auf den Leber- und Arzneimittelstoffwechsel

Der Einfluß von Nizatidin auf den hepatischen Arzneimittelmetabolismus wurde in einer Reihe unterschiedlicher Studien untersucht (Meredith et al. 1983 und 1985; Lindstrom u. Whittaker 1984 und 1985; Probst 1986; Pasanen et al. 1986; Arvela et al. 1986). Nizatidin führte – außer in vitro bei hohen Konzentrationen von $> 10^{-4}$M – zu keiner Hemmung der mikrosomalen Zytochrom-P_{450}-abhängigen mischfunktionellen Oxygenasen.

Meredith et al. (1983) konnten bei In-vivo-Studien an Ratten mittels des ^{14}C-Aminopyrin- und Koffeinatmungstests zeigen, daß Nizatidin weder die Demethylierung dieser Substrate noch – wie pharmakokinetische Untersuchungen zeigten – die Eliminationskinetik des Aminopyrins beeinflußt. Diese Beobachtungen stimmen gut mit den In-vitro-Ergebnissen einer nur äußerst geringen, erst bei hohen Nizatidinkonzentrationen ($K_i = 9,2 \times 10^{-3}$M) auftretenden Inhibition der Aminopyrin-N-Demethylase und der mittels Spektralanalyse nachgewiesenen fehlenden

Bindung des H_2-Rezeptor-Antagonisten an mikrosomales Zytochrom P_{450} aus Rattenlebern überein (Meredith et al. 1985).

Auch die Äthylmorphin-N-Demethylase wurde, wie In-vitro-Untersuchungen an Rattenlebermikrosomen zeigten – durch Nizatidin und Ranitidin lediglich bei äußerst hohen Konzentrationen ($K_i = 4{,}2 \times 10^{-3}$M) gehemmt. Cimetidin führte bei 10fach geringeren Konzentrationen zu einer signifikanten Inhibition (Lindstrom u. Whittaker 1985).

Die dargestellten Ergebnisse konnten desweiteren durch die Untersuchungen von Pasanen et al. (1986) bestätigt werden. Die Zytochrom-P-$_{450}$-enthaltenden mischfunktionellen Oxygenasen Aryl-Hydrocarbon-Hydroxylase, 7-Ethoxy-Coumarin-O-Demethylase und 7-Ethoxy-Resorufin-O-Demethylase aus Lebermikrosomen unbehandelter, Phenobarbital – oder 3-Metyhlcholantren – vorbehandelter Ratten wurden in vitro erst durch hohe Nizatidinkonzentrationen ($> 10^{-3}$M) gehemmt (Pasanen et al. 1986; Arvela et al. 1986).

Bei Ratten führte eine 3monatige hochdosierte Nizatidinapplikation (bis 77 mg/kg/Tag) zu keiner Hemmung der in vitro gemessenen hepatischen mikrosomalen P-Nitroanisol-O-Demethylase-Aktivität (Newman 1983). Dagegen konnte bei Hunden nach einer Behandlungsphase von 3 Monaten mit mehr als 400 mg Nizatidin/kg/Tag bzw. 140 und 400 mg/kg/Tag über 12 Monate eine geringe, jedoch signifikante Hemmung der P-Nitroanisol-O-Demethylase-Aktivität beobachtet werden (Probst 1986). Dies deutet auf eine höhere Empfindlichkeit der Zytochrom-P$_{450}$-enthaltenden mischfunktionellen Oxygenasen beim Hund im Vergleich zur Ratte hin. Unter Nizatidin kam es in oben angegebener Dosierung zu keiner Änderung der Eliminationskinetik des Theophyllins. Ebenso blieb die Dauer der Phenobarbital-Schlafzeit bei Ratten und Mäusen durch Nizatidin unbeeinflußt (Probst 1986).

Die H_2-Rezeptor-Antagonisten Nizatidin, Ranitidin und Cimetidin hatten bei kastrierten männlichen Ratten keinen Einfluß auf die durch das Anabolikum Testosteronpropionat bedingte Lebergewichtszunahme. Ebenfalls konnte in dieser Studie kein signifikanter Effekt hinsichtlich des Zytochrom-P$_{450}$-spezifischen mikrosomalen Proteingehalts der Leber festgestellt werden (Lindstrom u. Whittaker 1985).

Mäuse, die mit einer täglichen Dosis von bis zu 1000 mg/kg Nizatidin über 5 Tage behandelt wurden, zeigten keine Änderungen ihres Lebergewichtes. Lediglich bei männlichen Tieren nahm der mikrosomale Eiweißgehalt bei einer Dosierung zwischen 75 und 400 mg/kg zu, während der Zytochrom-P$_{450}$-spezifische Proteingehalt erst bei maximaler Dosis von 1000 mg/kg geringfügig anstieg. Die weiblichen Tiere zeigten keine Änderung des Zytochrom-P$_{450}$-spezifische Proteingehaltes unter Nizatidin (Lindstrom u. Whittaker 1985).

2.1.6 Wirkungen auf das Herz-Kreislauf-System

An 12 narkotisierten Hunden wurde die Wirkung von intravenös verabreichtem Nizatidin im Hinblick eines möglichen Einflusses auf kardiovaskuläre und respiratorische Parameter untersucht (Holland et al. 1981).

Intravenöse Dosierungen von 6, 8 und 10 mg/kg Nizatidin führten zu einer signifikanten Abnahme der Herzfrequenz von 101 ± 7 (Kontrolle) auf 83 ± 3, 79 ± 2 bzw. 79 ± 2 Schläge/min und einem dadurch bedingten Rückgang des Herzminutenvolumens. Kompensatorisch kam es aufgrund der verlängerten diastolischen Füllungszeit zu einer leichten Erhöhung des Schlagvolumens. Nizatidin hatte jedoch keinen Einfluß auf den Herzindex, Blutdruck, peripheren Gefäßwiderstand, Atemfrequenz, Atemminutenvolumen, die arteriellen Blutgaswerte, den pulmonalen Gefäßwiderstand und pulmonalen Kapillardruck. Die Auswertung der EKG zeigte keine Änderung der PQ-Intervalle, der QRS-Komplexe und der QT-Zeiten.

2.1.7 Wirkungen auf das Endokrinium

In mehreren Studien (Hanlin 1981; Neubauer 1984; Hirsch 1985; Shaar 1982) konnte für Nizatidin keine antiandrogene Wirkung nachgewiesen werden.

Für Nizatidin ließ sich im Konzentrationsbereich von 10^{-6}–10^{-4} M keine kompetitive Bindung an die Androgenrezeptoren der Zytosolfraktionen des ventralen Prostatagewebes unreifer männlicher Ratten nachweisen. Cimetidin zeigte bei 0,75 und 1×10^{-4} M eine schwache Bindung an die Androgenrezeptoren (Hanlin 1981; Neubauer 1984). Auch die Nizatidinmetabolite (N_2-Mono-Desmethyl-Nizatidin und Sulfoxid-Nizatidin) führten zu keiner Androgenantagonisierung.

Testosteronpropionat-substituierte, kastrierte, unreife Ratten zeigten unter s.c. Nizatidinapplikation (5- bis 10fache ED_{50}) keine Veränderung des androgen-induzierten Wachstums der akzessorischen Geschlechtsorgane. Auch bei intakten Ratten fand sich nach 7tägiger subkutaner Nizatidinapplikation (einfache ED_{50}) kein Einfluß auf Prostata oder Samenblase.

Eine 6monatige orale Gabe von bis zu 600 mg/kg Nizatidin führte zu keinem Anstieg der Androgen-Plasma-Konzentrationen oder einer Regression der männlichen Geschlechtsorgane (Neubauer 1984). Unter Nizatidin (1- bis 10fache ED_{50}) kam es weder zu einer Behinderung der Gewebeaufnahme (Hypothalamus, zerebraler Kortex, Niere, Leber und Prostata) noch der nuklearen Translokation von synthetischem H3-markiertem Androgen (Hirsch 1985).

Nizatidin hatte bei Ratten nach i.v. oder s.c. Applikation (5 mg/kg) keinen Einfluß auf die Prolaktinfreisetzung (Shaar 1982). Eine intravenöse Cimetidindosis von 5 mg/kg führte zu einem dauerhaften Anstieg der Serum-Prolaktin-Konzentration. Lediglich bei hoher intravenöser Dosis (25 mg/kg) kam es auch unter Nizatidin zu einem Anstieg der Serum-Prolaktin-Konzentration, (Shaar 1982).

Untersuchungen zur Aromatase-Aktivität (Umwandlung von Testosteron zu Östradiol) an Ovarienmikrosomen von Ratten konnten zeigen, daß Nizatidin bis zu Konzentrationen von 1×10^{-3} M keine Hemmung des Enzyms bewirkt. Cimetidin zeigte bei Dosen von über 5×10^{-6} M eine Inhibition der Aromatase-Aktivität. (Newman 1983b)

2.1.8 Wirkungen auf das periphere und zentrale Nervensystem

Nizatidin besitzt aufgrund seines Thiazolringes nur eine geringe Lipophilie. Aus diesem Grund ist kaum eine Penetration durch die Blut-Hirn-Schranke zu erwarten. Kontrollierte Studien hierzu liegen jedoch noch nicht vor.

Verhaltensstudien an Mäusen mit hohen Dosen an Nizatidin konnten zeigen, daß es nach Gabe von 25–200 mg/kg (i.p.) bzw. 100–400 mg/kg (p.o.) zum Auftreten transistorischer, zentralnervöser Nebenwirkungen wie Miosis und Zunahme des abdominellen Muskeltonus kommt (Kattau et al. 1981). Dieser Effekt war jedoch bereits 1 h nach Applikation wieder verschwunden. Applikationen von über 400 mg/kg (i.p.) oder 800 mg/kg (p.o.) führten nach dem Auftreten einer Mydriasis und klonischer Krämpfe bei 2 von 3 bzw. 1 von 3 Mäusen zum Tode.

Es konnte gezeigt werden, daß Nizatidin keinen Einfluß auf die Temperaturregulation der Maus ausübt (Kattau et al. 1981). Dosen von bis zu 100 mg/kg (i.p.) bzw. 400 mg/kg (p.o.) führten zu keiner Änderung der rektal gemessenen Körpertemperatur. Die durch Apomorphin ausgelöste Hypothermie wurde durch gleichzeitige Nizatidingabe nicht beeinflußt.

Nizatidin erwies sich als nicht antikonvulsiv wirksam (Kattau et al. 1981). Die durch Pentylen-Tetrazol oder Elektroschock ausgelösten tonischen Konvulsionen wurden in therapeutischen Dosen von Nizatidin nicht beeinflußt.

2.1.9 Wirkungen auf das Immunsystem

Untersuchungen zur humoralen Immunantwort bei Mäusen konnten im Vergleich zu bekannten Immunsuppressiva wie Azathioprin, Cyclophosphamid, Glukokortikoide, Frentizol und Methotrexat für Nizatidin keine immunsuppressiven Aktivitäten nachweisen (Stone 1981). Es fand sich kein Hinweis auf eine Hemmung immunkompetenter Zellen wie Makrophagen (Träger von H_2-Rezeptoren), T- und B-Lymphozyten. Unter bestimmten experimentellen Bedingungen fiel eine immunstimulierende Wirkung auf. Die klinische Relevanz dieser Beobachtung ist z.Z. noch unklar.

2.2 Pharmakokinetik

Die pharmakokinetischen Untersuchungen zur Absorption, Distribution, Metabolisierung und Exkretion (ADME-Studien) von Nizatidin wurden fast ausschließlich an den Tierspezies (Hund, Ratte, Maus) durchgeführt, an denen auch die wesentlichsten toxikologischen und pharmakodynamischen Studien vorgenommen worden waren. Die hierbei verwendeten Dosierungen korrelieren mit der therapeutisch effektiven Tagesdosis beim Menschen von 5 mg/kg und beziehen sich auch auf die bei den toxikologischen Untersuchungen angewandten Dosierungen.

2.2.1 Resorption

Nach oraler Applikation wird Nizatidin rasch und nahezu vollständig aus dem Dünndarm resorbiert. Die verschiedenen Dünndarmabschnitte weisen bei der Ratte jedoch erhebliche Unterschiede in der Resorptionsrate auf (Lin 1985). Abbildung 2.7 zeigt, daß Nizatidin überwiegend aus dem Duodenum und Jejunum resorbiert wurde. Im Magen konnte keine nennenswerte Resorption nachgewiesen werden.

Das Ausmaß der Resorption war unabhängig von der applizierten Dosis. Gleichzeitige Nahrungsaufnahme führte bei Ratten zu einer deutlichen Verzögerung der Resorptionsrate und Verlängerung der Plasmahalbwertszeit (Sullivan 1984).

Bei Hunden konnte nach intravenöser und oraler Gabe von 5 mg/kg (Abb. 2.8) durch Substraktion der Fläche unter den Serumkonzentrationskurven (AUC-Werte) eine absolute orale Bioverfügbarkeit von 82% errechnet werden (Sullivan 1982). Dieser Wert korreliert gut mit der beim Menschen ermittelten oralen Bioverfügbarkeit von über 90% (Callaghan et al. 1987).

Maximale Plasmakonzentrationen von 2,5 µg/ml bzw. 5,7 µg/ml wurden bei Ratten und Hunden bereits 30 min nach oraler Applikation von 10 mg/kg gemessen (Sullivan 1981a). Die orale Bioverfügbarkeit des Nizatidins lag bei diesen Studien bei 95 bzw. 86%.

Fast identische Ergebnisse zeigten sich bei den kinetischen Studien an B6C3F1-Mäusen (Turner u. Sullivan 1986). Mit steigender oraler Dosis (75, 450 und 1000 mg/kg) kam es zu einem nahezu linearen Anstieg der bereits nach 30 min erreichten maximalen Plasmakonzentration und der AUC-Werte. Die Plasmahalbwertszeit nahm mit steigender Dosis ab (Tabelle 2.2).

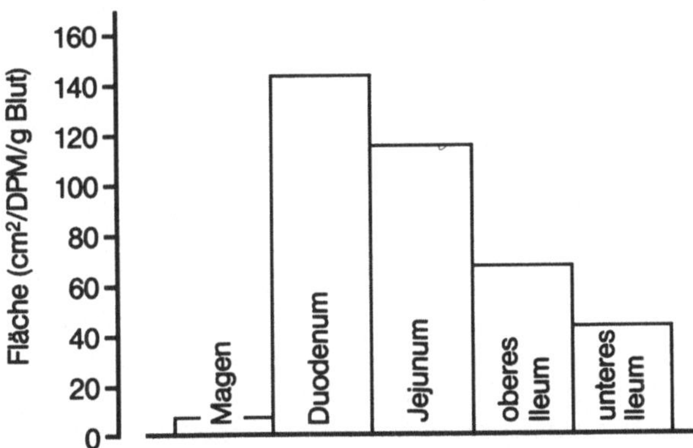

Abb. 2.7. Relative Menge an resorbiertem Nizatidin aus unterschiedlichen Segmenten des Rattendünndarms. (Nach Lin 1985, unveröffentlichte Daten)

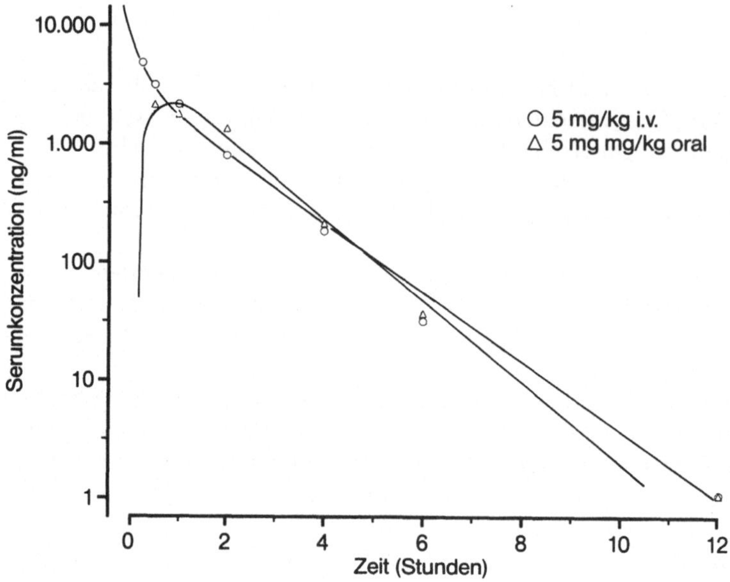

Abb. 2.8. Semilogarhythmische Darstellung der Serumkonzentrationen nach oraler und intravenöser Gabe von 5 mg/kg Nizatidin bei Hunden. (Nach Sullivan 1982, unveröffentlichte Daten)

Tabelle 2.2. Plasmakonzentration an Gesamtaktivität, ^{14}C-Nizatidin, Halbwertszeit und AUC-Werte nach oraler Gabe von 75, 450 oder 1000 mg/kg ^{14}C-Nizatidin bei Mäusen. (Nach Turner u. Sullivan 1986, unveröffentlichte Daten)

Dosis (mg/kg)		75		450		1000	
		^{14}C (µg eq /ml)	Nizatidin (µg/ml)	^{14}C (µg eq /ml)	Nizatidin (µg/ml)	^{14}C (µg eq /ml)	Nizatidin (µg/ml)
Plasma-	0.5	17.35	9.75	121.16	75.17	300.13	230.10
konz.	1	8.21	2.77	39.82	16.21	181.73	112.00
nach (h)	2	3.67	1.04	12.25	2.84	34.98	9.92
	4	1.84	0.41	7.29	1.49	10.71	1.77
	7	1.88	0.23	3.61	0.45	8.76	1.93
$t_{1/2}$ (h)		1.16	0.84	0.94	0.67	0.72	0.49
AUC (µg · h/ml)		23.42	7.45	102.17	39.61	303.72	163.73

2.2.2 Verteilung

Die Gewebeverteilung wurde an männlichen Ratten nach oraler und auch intravenöser Einmalgabe von 10 mg/kg ^{14}C-markiertem Nizatidin untersucht (Sullivan 1984). Orale Applikation führte innerhalb von 2 h zu einer weitestgehend gleichmäßigen Verteilung des Nizatidins im gesamten Körper (Tabelle 2.3). Lediglich die ^{14}C-Konzentrationen im Magen, Intestinum, Leber und Niere lagen wegen der Beteiligung dieser Organe an den Vorgängen der Resorption und Elimination erwartungsgemäß höher. Die niedrigen Konzentrationen im Hirngewebe sind

Tabelle 2.3. ^{14}C-Gewebekonzentrationen und Halbwertszeiten nach oraler oder intravenöser Gabe von 10 mg/kg ^{14}C-Nizatidin bei Ratten. (Nach Sullivan 1984, unveröffentlichte Daten)

| Gewebe | ^{14}C-Gewebekonzentration (µgeq /ml) | | | | | | | | Eliminations-halbwertszeit | |
| | 2 Stunden | | 7 Stunden | | 16 Stunden | | 24 Stunden | | | |
	p.o.	i.v.	p.o.	i.v.	p.o.	i.v.	p.o.	i.v.	p.o.	i.v.
Blut	1.03	0.34	0.26	0.06	0.04	0.03	0.02	0.04	3.8	7.8
Plasma	1.03	0.39	0.20	0,07	0.06	0.03	0.02	0.03	3.8	6.4
Leber	15.66	7.27	4.45	2.03	0.61	0.83	0.51	0.96	4.3	7.8
Niere	5.51	3.39	1.05	0.74	0.23	0.46	0.15	0.44	4.3	8.4
Pankreas	2.40	2.47	1.26	0.15	0.04	0.05	0.02	0.05	2.9	4.3
Milz	3.50	1.03	0.35	0.45	0.11	0.34	0.06	0.33	4.1	15.0
Herz	0.99	0.50	0.15	0.10	0.03	0.06	0.02	0.05	4.1	7.4
Lunge	1.37	1.20	0.32	0.35	0.10	0.16	0.04	0.18	4.5	8.4
Intestinium	7.61	4.54	1.17	0.35	0.11	0.16	0.06	0.18	3.1	8.4
Magen	2.49	1.55	16.31	0.20	0.07	0.06	0.04	0.06	--	5.0
Fettgewebe	0.29	0.26	0.27	0.07	0.01	0.02	0.01	0.02	3.1	6.0
Muskulatur	0.78	0.58	0.30	0.06	0.02	0.03	0.01	0.03	3.1	5.8
Hoden	0.49	0.84	0.19	0.24	0.05	0.07	0.02	0.03	5.1	5.5
Gehirn	0.04	0.03	0.03	0.01	0.01	0.01	0.00	0.01	5.7	10.3
Hirnanhangs-drüse	1.41	1.17	0.46	0.27	0.11	0.28	0.05	0.32	4.6	15.3

wahrscheinlich durch die äußerst geringe Penetration des Nizatidins durch die Blut-Liquor-Schranke bedingt. Ein vergleichbares Verteilungsmuster konnte auch nach Gabe einer äquimolaren intravenösen Dosis beobachtet werden (Tabelle 2.3). In sämtlichen Geweben mit Ausnahme des Magens kam es bereits 7 h nach i.v. und p.o. Applikation zu einem deutlichen Abfall der Nizatidinkonzentrationen. Die Gewebehalbwertszeiten lagen nach i.v. Gabe geringfügig höher als nach oraler Applikation. Weder im Plasma noch in den untersuchten Geweben konnte eine Kumulation von Nizatidin oder seiner Metabolite beobachtet werden.

Auch mehrfache Applikationen von 40, 170 und 700 mg/kg bei Ratten bzw. 200, 400 und 800 mg bei Hunden über 90 Tage führte zu keiner Kumulierung der Nizatidin-Plasmaspiegel. Nach dosierungsabhängigem Anstieg der Serumkonzentrationen innerhalb von 2 h wurde bereits nach 7 h wieder ein deutlicher Abfall gemessen werden (Newman 1983 und 1983 a).

Untersuchungen an schwangeren Ratten erbrachten, daß Nizatidin die Plazentaschranke lediglich in ganz geringem Ausmaß passiert (Probst 1985). Die am 12. und 18. Gestationstag durchgeführten Messungen zeigten, daß in der Amnionflüssigkeit und im Fetus sowohl 0,5 als auch 4 h nach Applikation von 10 mg/kg nur minimale Nizatidinkonzentrationen ($<0,1\%$ der applizierten Dosis) nachweisbar waren (Abb. 2.9). In der Muttermilch stillender Ratten wurden demgegenüber Nizatidinkonzentrationen gemessen, die deutlich höher als die im Plasma lagen (Probst 1985). Hieraus ist auf eine Anreicherung des Nizatidins in der Muttermilch zu schließen.

Die Plasmahalbwertszeiten von Nizatidin nach oraler Applikation betrugen bei Ratten (Sullivan 1984), Hunden (Sullivan 1982) und Mäusen (Turner u. Sullivan 1986) 1,6, 1,5 bzw. 0,8 h. Die Plasmahalbwertszeit der gesamten radioaktiv markierten Kohlenstoffe war mit 3,8, 2,8 und 1,1 h entsprechend der mitberücksichtigten Halbwertszeit der Metabolite geringfügig länger.

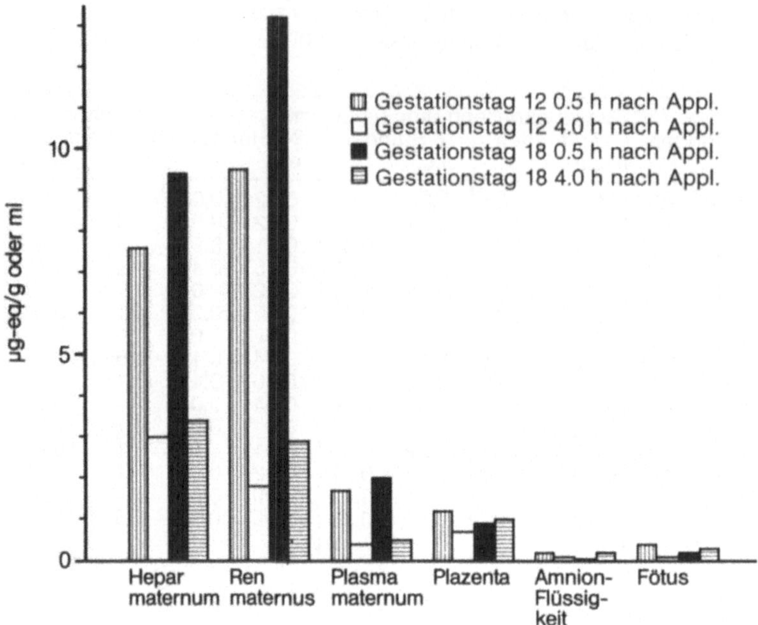

Abb. 2.9. Verteilung der Radioaktivität in Abhängigkeit vom Gestationsalter schwangerer Ratten nach oraler Gabe von 10 mg/kg ^{14}C-Nizatidin. (Nach Probst 1985, unveröffentlichte Daten)

2.2.3 Metabolismus und Exkretion

Sowohl beim Hund, bei der Ratte als auch der Maus wird Nizatidin überwiegend renal eliminiert. Während der Anteil der Elimination über die Nieren beim Hund ca. 83% ausmacht, ist die renale Eliminationsrate bei der Ratte und der Maus wegen zusätzlicher biliärer Exkretion (Tabelle 2.4) mit 51 bzw. 62% erwartungsgemäß etwas geringer. Unverändertes Nizatidin stellt sowohl in Urin und Galle von Ratten als auch im Urin von Mäusen und Hunden mit 38 bzw. 36 und 74% den Hauptanteil (Morton 1987). Als Metabolite konnten im Urin von Ratten N_2-Mono-Desmethyl-Nizatidin (N_2MDNN) mit 3,9%, Nizatidin-Sulfoxid mit 2,4% und Nizatidin-N-Oxid mit 1,6% nachgewiesen werden (Sullivan 1982 und 1984). Bei der Maus betrug der Anteil des N_2MDNN im Urin 6,7%, der des Sulfoxids 7,4% und der von Nizatidin-N-Oxid 2,6% (Turner u. Sullivan 1986). Bei Hunden konnten ebenfalls die gleichen Metabolite nachgewiesen werden. Das Nizatidin-N-Oxid machte mit ca. 12% den wesentlichsten Anteil. Der Anteil der beiden anderen Metabolite betrug zusammen weniger als 1% (Sullivan 1982 und 1984).

Wie Untersuchungen von Callaghan et al. (1987) zeigen konnten, unterscheidet sich die Metabolisierung und Exkretion des Nizatidins beim Menschen nicht wesentlich von der bei Hund, Ratte und Maus. Pharmakologische Studien der Metabolite konnten zeigen, daß der N_2MDNN-Metabolit noch 61% der H_2-Rezeptor-Antagonisten-Aktivität bezüglich der Hemmung der histamin-stimu-

Tabelle 2.4. Ausscheidung in Prozent von ^{14}C-markiertem Nizatidin bei Mäusen und Ratten nach oraler Gabe von 10 mg/kg. (Nach Sullivan 1982 sowie Turner u. Sullivan 1986, unveröffentlichte Daten)

	Maus%	Ratte%
Urin (0–24 h)	59,5	48,8
(24–48 h)	2,2	6,3
	61,7	51,1
Fäzes (0–24 h)	29,8	2,7
(24–48 h)	7,3	2,8
	37,1	5,1
Galle (0–24 h)		21,6
(24–48 h)		0,6
		22,2
Rest im Körper	1,7	2,9
Gesamt	100,5	85,7

lierten Säuresekretion des Nizatidins besitzt. Seine Halbwertszeit ist mit ca. 3,6 h doppelt so lang wie die des Nizatidins. Für den Sulfoxidmetaboliten, der sich auch spontan im Urin aus Nizatidin bildet, ließ sich keine H_2-Blocker-Aktivität nachweisen (keine Hemmung der histamin-stimulierten Säuresekretion und keine uterusrelaxierende Wirkung in vitro). Seine Plasmahalbwertszeit ist geringfügig länger als die von Nizatidin. Für beide Metaboliten konnte eine kompetitive Bindung an Androgenrezeptoren ausgeschlossen werden (Hanlin 1981; Neubauer 1984).

2.3 Toxikologie

2.3.1 Akute Toxizität

Die oralen und intravenösen LD_{50}-Werte von Nizatidin bei Mäusen und Ratten lagen im Gegensatz zu den subkutanen LD_{50}-Werten für die jeweilige Darreichungsform in vergleichbarer Größenordnung (Tabelle 2.5). Zwischen männlichen und weiblichen Tieren konnte im Hinblick auf die akute Toxizität kein wesentlicher Unterschied festgestellt werden. Die orale LD_{50} (Wirkung der Einzeldosen über 14 Tage) reichte von 1630 mg bei weiblichen Mäusen bis zu 2240 mg bei männlichen Ratten (Arthur 1981 u. 1981 a). Die intravenöse LD_{50} schwankte bei den Nagern von 232 mg/kg bei weiblichen Mäusen bis 301 mg/kg bei männlichen und weiblichen Ratten (Arthur 1981 b u. 1981 c). Die subkutante LD_{50} dagegen variierte von 1082 mg/kg bei weiblichen Mäusen bis zu mehr als 2000 mg/kg bei Ratten (LD_0) für beide Geschlechter (Quarles 1981 u. 1981 a).

Die bei den Nagern am häufigsten festgestellten toxischen Wirkungen waren außer typisch cholinergen Effekten (Lakrimation, Salivation, Emesis, Myosis und Diarrhöe), Lethargie, Koma, Tremor, Ataxie, Krämpfe, Schwäche und Lähmun-

Tabelle 2.5. Untersuchungen zur akuten Toxizität von Nizatidin (Einmalgabe) bei Mäusen und Ratten

Spezies	Anzahl der Tiere m. w.		Dauer der Studie	Applika-tionsart	Dosis* (mg/kg)	LD$_{50}$ (mg/kg)	Autor
Maus	50	50	14 Tage	p.o.	1400–2000	m. 1689 w. 1630	Arthur (1981)
	60	50	14 Tage	i.v.	160– 300 160– 260	m. 246 w. 232	Arthur (1981 b)
	50	50	14 Tage	s.c.	1000–2000	m. 1174 w. 1082	Quarles (1981)
Ratte	60	50	14 Tage	p.o.	1800–2700 1400–2000	m. 2240 w. 1653	Arthur (1981 a)
	40	50	14 Tage	i.v.	250– 365 200– 350	m. 301 w. 301	Arthur (1981 c)
	20	20	14 Tage	s.c.	2000	>2000	Quarles (1981 a)

*) die verschiedenen Einzeldosen wurden in wöchentlichem Abstand verabreicht

gen der Hinterbeine. Bei den verstorbenen Tieren fand sich häufig ein flüssigkeits-gefüllter Magen-Darm-Trakt und eine Rötung der Dünndarmschleimhaut. Die Tiere verstarben nach parenteraler Dosierung zumeist innerhalb von 2 h und nach oraler Gabe innerhalb der ersten 8 h. Die Dosierungen, bei denen es zum Auftreten akut-toxischer Wirkungen kam, lagen weit über der für die Anwendung am Menschen empfohlenen therapeutischen Dosis von 5 mg/kg/Tag.

Da die Bestimmung der letalen Dosen (LD$_{50}$) an Hunden und Affen allgemein nicht als notwendig erachtet wird, wurden diese Untersuchungen mit maximalen tolerierbaren Dosen (LD$_0$) durchgeführt, die zu keiner Mortalität führten (Tabelle 2.6).

Tabelle 2.6. Untersuchungen zur akuten Toxizität von Nizatidin (Einmalgabe) bei Hunden und Affen

Spezies	Anzahl der Tiere m. w.		Dauer der Studie	Applika-tionsart	Dosis* (mg/kg)	LD$_0$** (mg/kg)	Autor
Hund	4	4	14 Tage	p.o.	800	> 800	White (1981)
	2	2	28 Tage	i.v.	5, 20, 75	> 75	Newman (1981 a)
	2	2	28 Tage	i.m.	75, 169, 225	> 225	Newman (1981 b)
Affe	2	2	14 Tage	p.o.	1200	>1200	Bridge (1981)
	2	2	42 Tage	i.v.	10, 30, 90, 135, 200	> 200	Newman (1981 c)

*) die verschiedenen Einzeldosen wurden in wöchentlichem Abstand verabreicht
**) maximal tolerierte Dosis

Nach Verabreichung einer oralen Einzeldosis von 800 mg/kg wurde bei Beagle-Hunden innerhalb von 2 Wochen bis auf eine Zunahme der Lakrimation und des Defäkationsreflexes keine dauerhafte Änderung im physischen Erscheinungsbild oder Verhalten der Tiere festgestellt (White 1981). Die intravenöse Höchstdosis von 75 mg/kg führte zu vorübergehenden, jedoch deutlich toxischen Wirkungen wie Vasodilatation, Hypersalivation, Lakrimation, Emesis, Ataxie, Hypoaktivität, Urin- und Stuhlabgang und angestrengter Atmung. Ähnliche Toxizitätszeichen wurden auch nach 5 und 20 mg/kg Nizatidin i.v. beobachtet, jedoch war das Ausmaß der toxischen Anzeichen weit weniger schwer und von kürzerer Dauer (Newman 1981a). Nach intramuskulärer Nizatidinapplikation kam es zu den gleichen toxischen Erscheinungen wie nach intravenöser Gabe. Die verabreichten i.m. Dosen lagen jedoch mit 75–225 mg/kg wesentlich höher als die i.v. Dosen (Newman 1981b).

Affen wurde die orale Nizatidin-Einzeldosis von 1200 mg/kg mittels einer Magensonde verabreicht. Alle Affen überlebten ohne Hinweise auf behandlungsabhängige Veränderungen des Körpergewichts oder der Nahrungsaufnahme. Toxische Erscheinungen wurden nicht beobachtet. Im Gegensatz zu Hunden scheinen Affen hohe orale Dosen an Nizatidin besser zu tolerieren (Bridge u. Newman 1981). Intravenöse Einzeldosen an Nizatidin wurden in steigender Konzentration bis zu 200 mg/kg verabreicht (Newman 1981c). Bis zu einer Dosis von 135 mg/kg bestanden die einzigen Anzeichen von Toxizität in Brechreiz und gelegentlichem Auftreten von Erbrechen mit klarem Schleim. Die bei 200 mg/kg Nizatidin vereinzelt auftretenden toxischen Wirkungen waren Hypersalivation, Vasodilatation, feinschlägiger Tremor der Kopf- und Schultermuskulatur und Hypoaktivität. Die kurzfristigen Wirkungen waren alle voll reversibel.

2.3.2 Subchronische Toxizität

Bei den Untersuchungen zur subchronischen Toxizität an B6C3F1-Mäusen mit Dosen bis zu 2250 mg/kg über 3 Monate überlebten alle Tiere (Tabelle 2.7). Nizatidin führte nur zu einer dosisabhängigen Reduktion der normalen Körpergewichtszunahme ohne Anzeichen akuter Toxizität. Die hämatologischen Parameter und klinischen Laborwerte waren unverändert. Bei der Höchstdosis von 2250 mg/kg konnte eine relative Lebergewichtszunahme festgestellt werden (Probst 1984).

Ratten wurden mit täglichen oralen Dosen von 40, 170 bzw. 770 mg/kg (basierend auf einer diätetischen Nizatidinkonzentration von 0,05, 0,225 bzw. 1%) behandelt (Tabelle 2.7). Keines der Tiere verstarb innerhalb des Behandlungszeitraumes von 3 Monaten. Signifikant toxische Effekte konnten nur bei mittlerer und hoher Dosis beobachtet werden (Newman 1983). Neben einer Abnahme der Erythrozytenparameter (770 mg/kg) fand sich eine Nieren- (770 mg/kg) und Lebergewichtszunahme (170 und 770 mg/kg). Eine Änderung des hepatischen mikrosomalen Zytochrom-P_{450}-spezifischen Proteingehaltes oder der in vitro gemessenen P-Nitroanisol-O-Demethylase-Aktivität konnte nicht festgestellt werden.

Intravenöse Dosen von 60 und 120 mg/kg wurden von Ratten über 1 Monat gut toleriert. Bei der höchsten Dosis von 240 mg/kg starben wegen der 80%igen

Tabelle 2.7. Untersuchungen zur subchronischen Toxizität von Nizatidin bei Mäusen, Ratten und Hunden

Spezies	Anzahl der Tiere m.　w.		Dauer der Studie	Applikationsart	Dosis (mg/kg)	Ergebnisse	Autor
Maus	60	60	3 Monate	p.o.	75, 450, 2250*	Bei 2250 mg/kg Zunahme des Lebergewichts	Probst (1984)
Ratte	60	60	3 Monate	p.o.	40, 170, 770*	Bei 170 u. 770 mg/kg Zunahme des Leber- und Nierengewichts; bei 770 mg/kg verminderte Werte bei den Erythrozyten Parametern.	Newman (1983)
	60	60	1 Monat	i.v.	60, 120, 240	Vorübergehende physische Anzeigen einer Toxizität; Zunahme der hepatischen mikrosomalen Enzymaktivität. Bei 240 mg/kg 4/30 der Tiere in 1 Monat verstorben	Newman (1981)
Hund	8	8	3 Monate	p.o.	200, 400, 800	Bei 400 und 800 mg verminderte Werte bei Erythrozyten Parametern und Abnahme der hepatischen mikrosonalen Enzymaktivität.	Newman (1983 a)
	8	8	1 Monat	i.v.	12,5, 25, 50	Vorübergehende physische Anzeigen einer Toxizität; klinisch nicht-signifikante Bradykardie	Newman (1981 d)

*) zeitgewichtete durchschnittliche Tagesdosis, basierend auf diätetischer Nizatidin-Konzentration und der durchschnittlichen täglichen Nahrungsaufnahme

LD_{50}-Dosis nicht unerwartet 4 von 30 Ratten. Vorübergehende toxische Effekte wie Tremor, Miosis, Muskelschwäche, Abnahme des Körpergewichtes und des Appetits konnte bei allen drei Dosierungen beobachtet werden (Tabelle 2.7). Bei 240 mg/kg kam es zu einer statistisch signifikanten Zunahme der hepatischen mikrosomalen P-Nitroanisol-O-Demethylase-Aktivität (Newman 1981). Die histopathologischen Untersuchungen ergaben außer bei den verstorbenen Tieren (Nekrosen des tubulären Nierenepitels, Gefäßverschlüsse in Leber und Lunge) keine Hinweise auf spezifisch toxische Zielorgane.

3monatige orale Nizatidinapplikation an Beagle-Hunden von 200, 400 und 800 mg/kg/Tag führte dosisabhängig zum Auftreten von Toxizitätserscheinungen wie Lakrimation, weichem Stuhlgang und Erbrechen. Nach mittlerer und hoher

Dosis kam es außerdem zum Auftreten von Tremor, Diarrhoen, Salivation und Appetitverminderung (Newman 1983 a). Zusätzlich fand sich eine Abnahme des Hämoglobinwertes und der entsprechenden Erythrozytenparameter (Tabelle 2.7). Die In-vitro-Aktivität der P-Nitroanisol-O-Demethylase war nach 3monatiger Applikation signifikant vermindert. Leber- und Nierengewicht zeigten im Gegensatz zu den Ratten keine Veränderung.

Ähnlich wie nach oraler Applikation kam es auch nach intravenöser Applikation von 12,5, 25 und 50 mg/kg/Tag über 1 Monat (Tabelle 2.7) bei Hunden dosisabhängig zum Auftreten transistorisch toxischer, vorwiegend cholinerger Nebenwirkungen (Newman 1981 d). Körpergewicht, Organgewichte, hämatologische und laborchemische Parameter waren unverändert. Eine geringgradige Bradykardie ohne spezifische Veränderungen im EKG-Ablauf war nachweisbar. Während der 1monatigen Untersuchungsdauer verstarb keines der Tiere.

2.3.3 Chronische Toxizität

Studien zur chronischen Toxizität wurden an Ratten über 6 und 12 Monate und an Hunden über 12 Monate durchgeführt (Tabelle 2.8).

Die nach oraler Applikation von 30, 136 und 617 mg/kg über 6 Monate bzw. 27, 121 und 545 mg/kg über 12 Monate bei Ratten aufgetretenen toxischen Effekte unterschieden sich nicht von denen, die bei den Studien zur subchronischen Toxi-

Tabelle 2.8. Untersuchungen zur chronischen Toxizität von Nizatidin bei Ratten und Hunden

Spezies	Anzahl der Tiere m. w.		Dauer der Studie	Applika-kationsart	Dosis (mg/kg)	Ergebnisse	Autor
Ratte	80	80	6 Monate	p.o.	30, 136, 617*	Bei 136 und 617 mg Zunahme des Leber- und Nierengewichts.	Probst (1984 a)
	80	80	1 Jahr	p.o.	27, 121, 545*	Bei 545 mg/kg Zunahme des Leber- und Nierengewichts	Probst (1985 b)
Hund	16	16	1 Jahr	p.o.	50, 140, 400*	Physische Zeichen einer Toxizität. Bei 140 und 400 mg/kg Auftreten von ophthalmologischen Nebenwirkungen und Abnahme der hepatischen mikrosomalen Enzymaktivität	Probst (1985) Bernhard (1985)

*) zeitgewichtete durchschnittliche Tagesdosis, basierend auf diätetischer Nizatidin-Konzentration und der durchschnittlichen täglichen Nahrungsaufnahme

zität über 3 Monate beobachtet wurden (Probst 1984a und 1985b). Eine Zunahme des Leber- und Nierengewichtes konnte nach 1 Jahr nur bei der höchsten Dosis festgestellt werden. Ansonsten waren bei den makro- und mikrohistologischen Untersuchungen keine organspezifischen Veränderungen nachweisbar.

Die Hunde erhielten mit 50, 140 und 400 mg/kg/Tag p.o. das 10-, 28- bzw. 80fache der therapeutisch wirksamen Dosierungen beim Menschen. Keines der Tiere verstarb aufgrund eines nizatidinspezifischen toxischen Effektes. Die dosisabhängig auftretenden toxischen Effekte waren, wie bei den Studien zur akuten und subchronischen Toxizität, typisch cholinerge und H_1-agonistische Reaktionen (Probst u. Bernard 1985a). Bei mittlerer und hoher Dosierung kam es zu einer verminderten Gewichtszunahme, einem geringfügig, jedoch signifikanten Anstieg der Thrombozytenzahl und Abnahme der Zytochrom-P_{450}-spezifischen hepatischen Enzymaktivität. Ophthalmologische Untersuchungen zeigten eine Zunahme des Pupillenreflexes und vereinzelt das Auftreten einer Miosis. Die Gewebeuntersuchungen der einzelnen Organe brachten keinen Hinweis auf ein spezifisch toxisches Zielorgan. Endoskopische Untersuchungen des Magens nach 6 und 12 Monaten zeigten keine nachweisbaren substanzspezifischen Veränderungen. Anhand der unveränderten primären und sekundären Geschlechtsorgane konnte indirekt das Fehlen einer antiandrogenen Wirkung des Nizatidins belegt werden.

2.3.4 Fertilität und Teratogenität

Untersuchungen zum Ausschluß von Fertilitätsstörungen durch Nizatidin wurden an Ratten durchgeführt (Miller 1983, 1983a und 1985). Die weiblichen Tiere erhielten die Testdosis (7, 27, 119 oder 506 mg/kg) 2 Wochen vor und während der Paarung, der Tragezeit und der Laktationsperiode. Die männlichen Tiere wurden über 10 Wochen entsprechend der Dauer der Spermatogenese behandelt. Die Fertilitätsrate, die mittlere Tragezeit, die Überlebensrate der Embryonen bzw. Feten, die Größe des Wurfes und die postpartale Entwicklung wurden durch Nizatidin nicht beeinflußt. Nur bei der höchsten Nizatidindosis war das Geburtsgewicht geringer als in den Kontrollen.

Bei den Studien zur Teratogenität und embryofetalen Toxizität bekamen die Muttertiere (Ratten und Kaninchen) während der kritischen Phase der Organogenese vom 6. bis 15. bzw. 18. Tag der Gestationsphase 50, 275 oder 1500 mg/kg Nizatidin (Byrd 1984; Hagobian 1984). Die Höchstdosis führte bei den Muttertieren zur Appetitverminderung und Gewichtsabnahme. Bei Kaninchen, jedoch nicht bei Ratten kam es zu vereinzelten Aborten und Abnahme der fetalen Körpergewichte. Bei beiden Tierspezies konnte keine Zunahme der viszeralen oder skeletalen Mißbildungen beobachtet werden.

2.3.5 Mutagenität

Zum Ausschluß einer möglichen genetischen Toxizität von Nizatidin wurden mehrere In-vitro- und In-vivo-Untersuchungen durchgeführt (Tabelle 2.9). Die In-vitro-Mutagenitätstests umfaßten Untersuchungen an Bakterien-DNS

Tabelle 2.9. Studien zur genetischen Toxizität von Nizatidin. (Nach Morton et al. 1987)

	Typ der Untersuchung	Spezies	Nizatidin-Konzentration	Ergebnis
in vitro	Mutagenität (modifizierter Ames)	Bakterien	0,1 – 1000 µg/ml	negativ
	Mutagenität (Ames)	Bakterien	100 – 5000 µg/ml	negativ
	„Unscheduled DNA" Synthese	Rattenhepatozyten	0,2 – 330 µg/ml	negativ
	Mäuse-Lymphom-Test	Mäuse-Lymphom-zellen	1 – 1000 µg/ml	negativ
	Chromosomen-Aberration	Hamster-Ovarien-zellen	100 –1000 µg/ml	negativ
in vivo	„Sister-chromatid"-Austausch	Hamster-Knochen-mark	25 – 200 mg/kg (i.p.)	negativ
	„Sister-chromatid"-Austausch	Hamster-Knochen-mark	50 – 200 mg/kg (p.o.)	negativ

nach Ames (Thomson 1980; Rexoroat 1984), an Rattenhepatozyten (Hill 1981) und an Lymphomzellen von Mäusen (Bewsey 1983). Tests zum Ausschluß einer Chromosomenaberration wurden an Zellen aus Hamsterovarien vorgenommen (Probst 1986 b).

Nizatidin wurde des weiteren in vivo an Knochenmarkzellen von chinesischen Hamstern hinsichtlich der Induktion des „sister chromated exchange" untersucht. Die Hamster hatten vorher entweder 25–200 mg/kg Nizatidin intraperitoneal oder 50–200 mg/kg oral erhalten (Neal 1982 und 1982 a).

Bei sämtlichen Mutagenitätstests in vitro und in vivo konnte keine nizatidin-spezifische DNS-Schädigung, chromosomale Veränderung oder zytogenetische Toxizität festgestellt werden. Daraus kann geschlossen werden, daß Nizatidin bzw. seine Metaboliten keine gentoxischen Wirkungen entfalten und mit hoher Wahrscheinlichkeit auch beim Menschen nicht mutagen wirksam sind.

2.3.6 Karzinogenität

Für die Karzinogenitätsstudien wurden Ratten und Mäusen über 2 Jahre Nizatidin oral zugeführt.

Die je 60 weiblichen und männlichen Ratten erhielten durchschnittliche Tagesdosen von 23, 102 bzw. 485 mg/kg (Probst 1986 a). Die verabreichten Dosen führten zu keinem Effekt hinsichtlich einer veränderten Überlebenszeit. Unter der höchsten Dosierung von 485 mg/kg kam es zu einer mäßigen Reduktion der normalen Körpergewichtszunahme. Die detaillierte makro- und mikroskopische Überprüfung der größeren Organe und speziellen Gewebe ergab keine nizatidin-abhängige Zunahme der Inzidenz von gewöhnlich auftretenden oder seltenen Neoplasien.

Die Untersuchungen an B6C3F1-Mäusen wurden mit täglichen Dosen von 60, 360 und 2000 mg/kg entsprechend einer 24-, 140- bzw. 800fachen therapeutischen Dosis der Nizatidin-Langzeittherapie zur Rezidivprophylaxe beim Menschen durchgeführt (Probst 1985 c). Die Überlebenszeit der Mäuse wurde hierdurch

Tabelle 2.10. Onkologische 2-Jahres-Studien zu Nizatidin an Mäusen. (Nach Probst 1985 c, unveröffentlichte Daten)

Dosis (mg/kg/Tag)	0		60		360		2.000	
Anzahl der Mäuse = n	61[1]	59[2]	60[1]	60[2]	59[1]	61[2]	61[1]	59[2]
hepatozelluläre Zytomegalie = n	0	0	1	0	5	3	39	27
noduläre Hyperplasie = n	8	5	13	3	13	4	24	13
hepatozelluläres Adenom = n	5	0	4	0	2	0	6	2
hepatozelluläres Karzinom = n	5	1	3	0	10	1	18	6
Pylorusadenom = n	0	0	1	1	0	0	0	0
Lymphosarkom = n	8	10	5	18	4	11	3	15
Bronchoalveoläresadenom = n	11	3	12	1	11	2	10	1
Bronchialkarzinom = n	2	0	3	0	0	0	0	0

[1] männliche Tiere   [2] weibliche Tiere

nicht signifikant beeinflußt. Bei der Höchstdosis kam es zu einer Zunahme des Lebergewichtes und einer hepatozellulären, nodulären Hyperplasie (Tabelle 2.10). Dieser Befund korreliert mit einem signifikanten Anstieg der Serumalanintransaminasen-Aktivität, die somit als Indikator einer bei dieser Dosierung auftretenden Lebertoxizität des Nizatidins gedeutet werden kann. Eine Zunahme der Lebergewichte, der Serumtransaminasen und der Inzidenz hepatozellulärer, nodulärer Hyperplasien konnte auch bei Cimetidin unter ähnlichen toxikologischen Testbedingungen an Ratten und Hunden beobachtet werden (Leslie u. Walter 1987). Die bei höchster Nizatidindosierung aufgetretene geringe Zunahme der hepatozellulären Karzinome ist im Vergleich zu den historischen Kontrollgruppen nicht signifikant.

Zusammenfassend läßt sich sagen, daß bei Ratten und Mäusen eine Zunahme der Inzidenz benigner oder maligner Tumoren nicht nachweisbar war. Lediglich bei Mäusen konnte bei einem 800fachen der täglichen Erhaltungsdosis der Rezidivprophylaxe neben einer Hepatomegalie eine hepatozelluläre Proliferation (noduläre Hyperplasie) signifikant häufiger beobachtet werden.

2.3.7 Untersuchungen zur Morphologie der Magenschleimhaut

Die mikrohistologische Beurteilung des Magens von Ratten, die 2 Jahre lang bis zur 100fachen der normalen Dosis erhielten, ergab eine dosisabhängige Zunahme der Dichte enterochromaffiner (ECL) Zellen (Probst 1986a). Diese Veränderungen werden damit erklärt, daß die langandauernde Verabreichung hoher Dosen von Nizatidin zu einer Hypergastrinämie in Folge einer exzessiven Suppression der Magensäuresekretion führt und freizirkulierendes Gastrin eine trophische und stimulatorische Wirkung auf die enterochromaffinähnlichen Zellen der Ratte hat. Histologische Hinweise für Magentumore, Magenkarzinoide oder dysplastische Veränderungen, die als Präkanzerosen einzustufen sind, konnten nicht beobachtet werden. Die oben beschriebenen ECL-Zellveränderungen traten bei Hunden und Mäusen nicht auf (Probst u. Bernhard 1985a und Probst 1985c).

3 Humanpharmakologie

3.1 Pharmakodynamik

3.1.1 Hemmung der basalen Säure- und Volumensekretion

Der wesentlichste Mechanismus, über den H_2-Rezeptor-Antagonisten eine Heilung peptischer Ulzerationen erreichen, ist die Suppression der Magensäure. Begründete Hinweise der zu erwartenden Effektivität eines H_2-Rezeptor-Antagonisten bei der Heilung peptischer Ulzera ergeben sich deshalb aus Studien, durch die sich die Fähigkeit der Substanz, die Magensäureproduktion zu reduzieren, abschätzen läßt (Tabelle 3.1).

Bei einer Reihe pharmakodynamischer Studien wurde zur Abschätzung der für die klinischen Untersuchungen notwendigen Dosierung Nizatidin mit äquimolaren Mengen Cimetidin, dem zu diesem Zeitpunkt allgemein gültigem Standort, verglichen. Die hierbei am häufigsten verwendete Cimetidindosis von 300 mg entspricht nicht der im allgemeinen klinischen Gebrauch verwendeten Dosis von 800 mg/Tag.

3.1.1.1 Nächtliches Säureprofil

Die Bedeutung der nächtlichen Magensäuresekretion in der Pathogenese des peptischen Ulkus ist in den letzten Jahren durch mehrere Untersuchungen hervorgehoben worden (Gledhill et al. 1983; Dammann et al. 1983). Über 60% der 24-h-Azidität wird während der nächtlichen Periode zwischen 23.00 und 7.00 Uhr sezerniert. Wegen fehlender Pufferung durch die Nahrung liegen die mittleren stündlichen intragastralen H^+-Ionen-Konzentrationen im Durchschnitt während der Nachtstunden bis zu 200% über den Tageswerten. Diese Erkenntnisse führten für Nizatidin zur Entwicklung einer Dosierungsanleitung, die auf die Suppression der nächtlichen Magensäuresekretion abgestimmt ist (Kovacs et al. 1987; Ryan et al. 1985; Vargas et al. 1988).

In einer doppelblind cross-over placebo-kontrollierten Studie konnte an 8 männlichen Probanden (basale Säuresekretion >3 mmol/h) mittels intragastrischer pH-Metrie gezeigt werden, daß es nach Einnahme von 30, 100 und 300 mg Nizatidin um 20.00 Uhr zu einer signifikanten Reduktion ($p < 0,01$) der nächtlichen Gesamtsäuresekretion von 57%, 73% und 90% über 10 h kommt (Tabelle 3.2) (Kovacs et al. 1986, 1986a und 1987). 300 mg Nizatidin führten zu einer Anhebung des mittleren nächtlichen pH-Wertes von pH 1,6 auf pH 6,2 (Abb. 3.1 zeigt das nächtliche Säureprofil über 7 h). Neben der Hemmung der H^+-Ionen-Sekretion ließ sich auch eine deutliche Inhibition der Volumensekretion nachweisen.

Tabelle 3.1. Nizatidin-Säuresuppressionsstudien

Autor	Untersuchte Personen	Studiendesign	Nizatidin Dosis	Säuresuppression	Weitere Untersuchungsparameter
Kovacs [1987]	8 Probanden Säuresekret. $>3\,m\,EqH^+/h$	doppelblind, crossover und Placebo	nächtl. basale Säuresekret. u. Peptonstimulation	30, 100, 300 mg oral nocte	Niz 30, 100 u. 300 inhibiert nächtl. Säuresekret. 57 %, 77 % u. 90 %; ø Hemmung der Pepton stimul. Säuresekret. 12 h nach Niz-Gabe	Gastrin
Ryan [1985]	7 Probanden	doppelblind, crossover und Placebo	nächtl. basale Säuresekret. u. Mahlzeit Stimulation	30, 100, 300 mg oral nocte	Niz 30, 100 u. 300 inhibiert nächtl. Säuresekret. 46 %, 50 % und 85 %; ø Hemmung der Mahlz. stimul. Säuresekret. 11 h nach Niz-Gabe	Gastrin
Vargas [1988]	6 Patienten Säuresekret. $>5\,m\,EqH^+/h$	doppelblind, crossover, Placebo und Standard (Cim 300)	nächtl. basale Säuresekretion	75, 150, 300 mg oral nocte	Niz 75, 150, 300 u. Cim 300 inhibiert nächtl. Säuresekret. über 10 h 64,%, 64 %, 74 %, und 57 %	Gastrin
Sever [1984]	12 Probanden	einfachblind, crossover und Standard (Ran 150 bd)	24 h Säuresekretion	150 mg oral bd 300 mg oral nocte	Niz 150 bd, Niz 300 nocte u. Ran 150 bd hemmt nächtl. Säuresekret. 61 %, 84 % und 91 % u. Sekret. am Tage 52 %, 7 % und 62 %	
Dammann [1986]	10 Probanden	doppelblind crossover und Standard (Cim 800 u. Ran 300)	24 h Säuresekretion	150, 300 mg oral nocte	Niz 150, 300, Ran 300 u. Cim 800 inhibiert nächtl. Säuresekret. 78 %, 86 %, 92 % u. 72 %; Redukt. H^+ Aktiv. am Tage 0 %, 0 %, 8 %, und 24 %	
Cunningham [1985]	8 Ulcus duodeni Pat.	doppelblind, crossover, Placebo und Stand. (Ran 150 bd)	24 h Säuresekretion	150 mg oral bd 300 mg oral nocte	Einzel Abenddosis (300 mg) ist genauso effektiv den nächtl. intragastr. ph-Wert über 5,5 anzuheben wie 2 x tgl. Gabe (150 mg) Niz oder Ran	Pepsin
Duroux [1987]	12 Probanden	doppelblind, crossover und Placebo	24 h Säuresekretion	300 mg oral nocte	Mittl. ph-Anhebung (24.00 – 7.00) bei 18.00 Uhr Dosisgabe v. 2,5 auf 3,9 und 21.00 Uhr Gabe v. 2,5 auf 5,2. ø Hemmung der Sekret. am Tage	
McColl [1987]	6 Ulcus duodeni Pat.	offen	24 h Säuresekr. vor, während u. nach 4 Wo. Behandlung	300 mg oral nocte	Niz 300 nocte inhibiert Säuresekret. während der Nachtstd. um 78 % ohne Wirkung auf die intragastr. H^+ Aktivität am Tage	Gastrin
Ryan [1986]	8 Patienten Säuresekret. $>5\,m\,EqH^+/h$	doppelblind, crossover und Placebo	basale Säuresekretion	25, 50, 100 mg i. v.	Niz 25, 50 u. 100 inhibiert basale Säuresekret. 45 %, 57 % u. 72 % über 8 h	Gastrin

Callaghan [1985]	8 Probanden	einfachblind, cross-over, Placebo und Standard (Cim 300)	Pentagastrin i. v. (2 μg/Kg/h) Stimulation	25, 50, 100, 250 mg i. v.	Säuresuppression dosisproportional; Niz 100 hemmt Säuresekretion wie Cim 300	
Callaghan [1983a]	7 Probanden	einfachblind, cross-over, Placebo und Standard (Cim 400)	Pentagastrin i. v. (2 μg/Kg/h) Stimulation	100, 150, 250, 350 mg oral	Säuresuppression dosisproportional; Niz 150 hemmt Säuresekretion wie Cim 400	
Wellage [1986]	8 Probanden	doppelblind, cross-over und Placebo	Pentagastrin i. v. (2 μg/Kg/h) Stimulation	25, 50, 100 mg i. v.	Reduktion H^+ Ion-Konz. (mEq) 35%, 40% u. 64%; Reduktion Sekret. Vol. 35%, 31% und 52%	
You [1985]	6 Probanden	doppelblind, cross-over, Placebo und Standard (Cim 300)	Pentagastrin i. v. (1 μg/Kg/h) Stimulation	75, 150, 300 mg oral	sig. Säuresekret.-Hemmung Niz 150 über 7 h Niz 300 über 10 h; Niz 150 und Niz 300 sig. stärkere Säurehemmung als Cim 300	
Porro [1985]	10 Ulcus duodeni Pat.	doppelblind, cross-over und Standard (Ran 150)	basale u. Pentagastrin i. v. Stimulation	150 mg oral	ø sig. Unterschied der Säuresekret.-Hemmung zwischen Niz 150 und Ran 150	
Missale [1987]	6 Probanden	doppelblind, cross-over und Standard (Ran 150)	basale u. Pentagastrin i. v. Stimulation	150 mg oral	ø sig. Unterschied der Säuresekret.-Hemmung zwischen Niz 150 und Ran 150	
Linscheer [1985]	11 Probanden	doppelblind, cross-over, Placebo und Standard (Cim 300)	Coffein i. v. (9 mg/Kg/h) Stimulation nach 3 und 10 h	75, 150, 300 mg oral	Niz 75, 150, 300 und Cim 300 inhibierten Säuresekret. über 3 h 73%, 85%, 96% und 86%	Pepsin
Hammond [1988]	8 Probanden	doppelblind, cross-over, Placebo und Standard (Cim 300)	Betazol i. m. (1,5 mg/Kg)	75, 150, 300 mg oral	Niz 75, 150, 300 und Cim 300 inhibierten Säuresekret. über 3 h 93%, 99%, 99%, und 67%	Pepsin, Intrinsic-Faktor
Callaghan [1985]	8 Probanden	einfachblind, cross-over und Placebo	Stimulation durch Scheinmahlzeit	6,25, 25, 75, 150, 250 mg i. v.	Säuresuppression dosisproportional; vollst. Säuresupp. Niz 75 über 1,5 h; Niz 150 und Niz 250 über 2,5 h	Gastrin, Parat-hormon, Prolactin
Callaghan [1983]	8 Probanden	einfachblind, cross-over und Placebo	Stimulation durch Scheinmahlzeit	10, 60, 100, 250, 350 mg oral	Säuresuppression dosisproportional; vollst. Säuresupp. Niz 100 über 3 h; Niz 250 und Niz 350 über 4,5 h	Pepsin
Fordtran [1985]	8 Probanden	doppelblind, cross-over, Placebo und Standard (Cim 300)	Stimulation durch Testmahlzeit	25, 75, 150, 300 mg oral	Niz 25, 75, 150, 300 u. Cim 300 inhibierten Säuresekret. über 4 h 41%, 64%, 98%, 97%, und 64%, nach 7 h sig. Hemmung für Niz 150 und 300	Gastrin
Vargas [1988]	6 Patienten Säuresekret. > 5 m EqH$^+$/h	doppelblind cross-over, Placebo und Standard (Cim 300)	Stimulation durch Testmahlzeit	75, 150, 300 mg oral	Niz 75, 150, 300 und Cim 300 inhibierten Säuresekret. über 4 h 83%, 89%, 94% und 70%	Gastrin

Tabelle 3.2. Hemmung der nächtlichen Magensäuresekretion (22.00–6.00 Uhr) bei 8 Probanden. (Nach Kovacs et al. 1987)

	Placebo	Nizatidin		
		30 mg	100 mg	300 mg
totale Säuresekretion über 8 h (mmol H$^+$)	$76,0 \pm 42,9$	$32,8 \pm 23,4$	$20,8 \pm 12,1$	$7,8 \pm 8,2$
Hemmung (%)		**56,8 ***	**72,6 ***	**89,7 ***
totale Volumensekretion über 8 h (ml)	850 ± 263	729 ± 304	741 ± 337	541 ± 224
Hemmung (%)		14,2	12,8	**36,4 ***
mittlerer pH-Wert	1,57	**2,48 ***	**4,09 ***	**6,15 ***

* p < 0,01 vs. Placebo

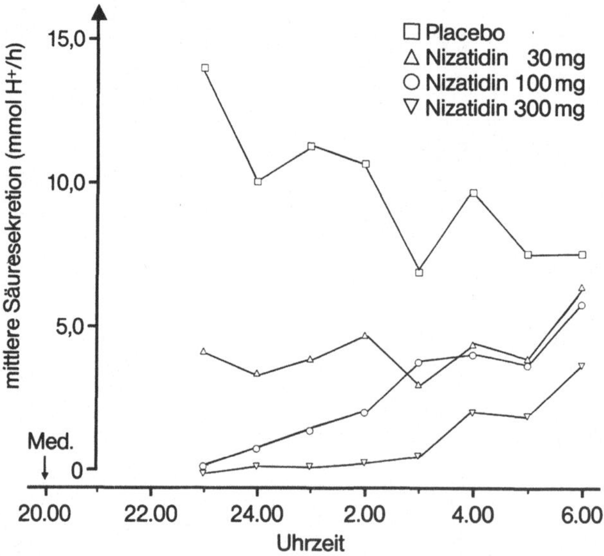

Abb. 3.1. Einfluß von Nizatidin auf nächtliche Säuresekretion bei 8 Patienten mit erhöhter basaler Säuresekretion. (Nach Kovacs et al. 1987)

Die am Abend verabreichten Nizatidindosen hatten keinen Einfluß auf die am nächsten Tag durch Pepton stimulierte Säuresekretion.

Ryan (1985) führte eine ähnliche Untersuchung an 7 männlichen Probanden durch. 30, 100 und 300 mg Nizatidin führten zu einer signifikanten Hemmung der nächtlichen Säuresekretion um 46%, 50% bzw. 85% (Tabelle 3.3). Durch 300 mg

Tabelle 3.3. Hemmung der nächtlichen Magensäuresekretion (22.00–6.00 Uhr) bei 7 Probanden. (Nach Ryan 1985, unveröffentlichte Daten)

	Placebo	Nizatidin		
		30 mg	100 mg	300 mg
totale Säuresekretion über 8 h (mmol H$^+$)	118 ± 60	64 ± 17	59 ± 45	17 ± 13
Hemmung (%)		**45,5***	**49,9***	**85,2***
totale Volumensekretion über 8 h (ml)	1129 ± 740	766 ± 412	824 ± 586	527 ± 331
Hemmung (%)		**32,2**	**27,1**	**53,4**
mittlerer pH-Wert	1,92	2,06	**3,78**	**5,29**

* p < 0,01 vs. Placebo

Tabelle 3.4. Hemmung der nächtlichen Magensäuresekretion (22.00–6.00 Uhr) bei 8 Patienten mit erhöhter basaler Säuresekretion (> 5 mEqH/h). (Nach Vargas et al. 1988)

	Placebo	Cimetidin	Nizatidin		
		300 mg	75 mg	100 mg	300 mg
totale Säuresekrektion über 8 h (mmol H$^+$)	$100,8 \pm 61,3$	$43,0 \pm 39,0$	$34,5 \pm 22,1$	$36,4 \pm 31,3$	$25,9 \pm 19,6$
Hemmung (%)		**57***	**64***	**64***	**74***
totale Volumensekretion über 8 h (ml)	1482 ± 556	1041 ± 383	1056 ± 411	1149 ± 283	900 ± 304
Hemmung (%)		**30***	**29***	**23***	**39***
mittlerer pH-Wert	1,73	**3,54***	**3,47***	**4,36***	**5,12***+

* p < 0,01 vs. Placebo + p < 0,01 vs. Cimetidin

Nizatidin wurde der nächtliche mittlere pH-Wert auf 5,3 angehoben. Zusätzlich konnte eine deutliche Reduktion auch des Sekretionsvolumens um 32%, 27% bzw. 53% nachgewiesen werden. Die am nächsten Tag durch Reizmahlzeit stimulierte Säuresekretion war durch die am Abend zuvor gegebene Nizatidindosis unbeeinflußt.

In einer weiteren placebo- und standard-kontrollierten Studie wurde an 7 männlichen Probanden mit erhöhter basaler Säuresekretion (>5 mEqH/h) die Wirkung von Nizatidin auf das nächtliche pH-Profil untersucht (Vargas et al. 1985 u. 1988). 75, 150 und 300 mg Nizatidin führten zu einer signifikanten Reduktion der nächtlichen basalen Säuresekretion um 64%, 64% und 74% (Tabelle 3.4). In etwas geringerem Ausmaß konnte auch eine Inhibition der Volumensekretion (29%, 23% und 39%) beobachtet werden. 300 mg Nizatidin führten zu einer signifikant höheren Anhebung des mittleren nächtlichen pH-Wertes als 300 mg Cimetidin (5,1 vs 3,5) (Die therapeutisch allgemein verwendete Cimitidindosis beträgt 800 mg/die).

3.1.1.2 24-h-Säureprofil

Von besonderer Aussagekraft sind intragastrale Messungen der Säuresekretion über 24 h unter normalen Ernährungsbedingungen. Diese Studien geben Aufschluß über die antisekretorische Aktivität von H_2-Rezeptor-Antagonisten bei Tag und während der Nacht unter nahezu physiologischen Verhältnissen. Derartige Sekretionsstudien wurden für Nizatidin von verschiedenen Arbeitsgruppen sowohl an Ulcus-duodeni-Patienten (Cunningham et al. 1985; DiMario 1987; McColl 1987) als auch an gesunden Probanden durchgeführt (Dammann et al. 1986 und 1987; Duroux et al. 1987; Sever 1984).

In einer placebo-kontrollierten Vergleichsstudie an 12 Probanden wurde der säuresekretionshemmende Effekt von 300 mg Nizatidin am Abend mit 2×150 mg Nizatidin oder 2×150 mg Ranitidin verglichen (Sever 1984). 150 mg Nizatidin b.i.d. bzw. 300 mg Nizatidin nocte führten ebenso wie Ranitidin zu einer ausgeprägten Hemmung der nächtlichen (61%, 84% bzw. 91%) (Abb. 3.3) und der 24-h-Säuresekretion (57%, 50% bzw. 78%). Die nächtliche Säuresekretionshemmung

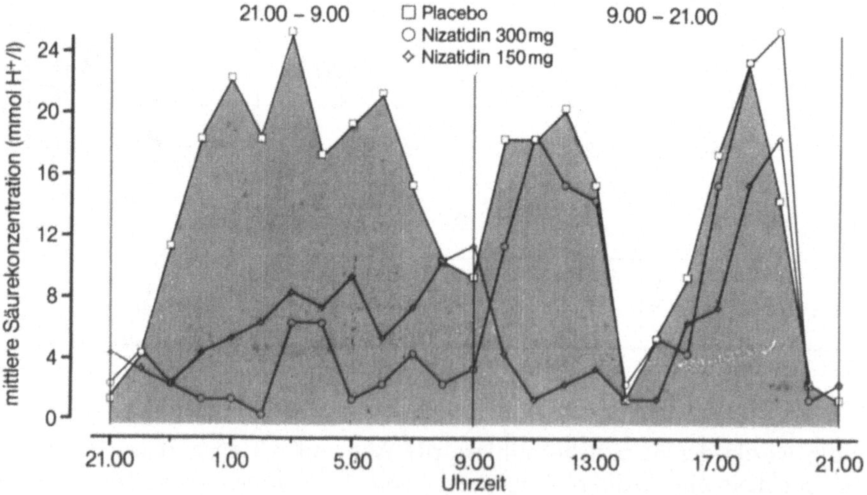

Abb. 3.2. Mittlere intragastrale H^+-Ionen-Konzentration in der Nacht (21.00–9.00) und am Tage (9.00–21.00) nach Gabe von 300 mg Nizatidin nocte oder 150 mg Nizatidin b.i.d. ($n = 12$). (Nach Sever 1984, unveröffentlichte Daten)

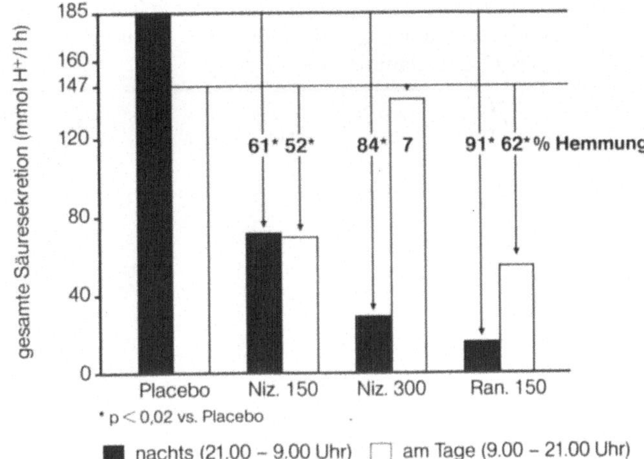

Abb. 3.3. Gastrale Säuresekretionshemmung bei 12 Probanden über Nacht und am Tage nach Gabe von 2×150 mg Nizatidin, 300 mg Nizatidin am Abend oder 2×150 mg Ranitidin im Vergleich zu Placebo. (Nach Sever 1984, unveröffentlichte Daten)

von 150 mg Ranitidin $2 \times$ tgl. erwies sich als nicht signifikant stärker als 300 mg Nizatidin nocte. Das tagsüber gemessene Profil blieb durch die abendliche Gabe von 300 mg Nizatidin unbeeinflußt (Abb. 3.2). 150 mg Nizatidin b. i. d. erwies sich im Vergleich zu 150 mg Ranitidin b. i. d. als äquipotenter Säureinhibitor am Tage (52% bzw. 62% Hemmung).

Dammann et al. (1986 u. 1987) verglich in einer Doppelblind-cross-over-Studie an 10 Probanden die abendliche Gabe von 150 und 300 mg Nizatidin mit 800 mg Cimetidin, 300 mg Ranitidin und 40 mg Famotidin. Abbildung 3.4 zeigt das intra-

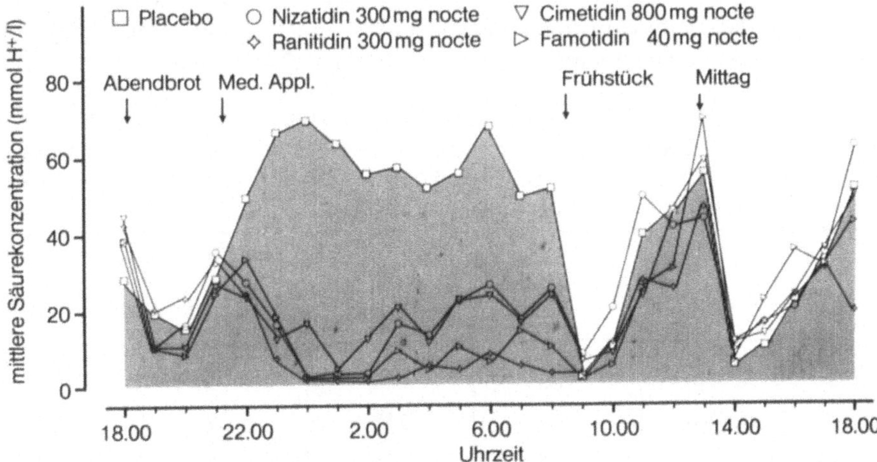

Abb. 3.4. Mittlere stündliche intragastrale H^+-Ionen-Konzentration bei 10 Probanden nach Gabe von Nizatidin 300 mg, Cimetidin 800 mg, Ranitidin 300 mg, Famotidin 40 mg oder abendlicher Placebogabe. (Nach Dammann et al. 1986)

Tabelle 3.5. Prozentuale Hemmung der nächtlichen Gesamtsäure- und Volumensekretion nach abendlicher Gabe von Nizatidin 150, Nizatidin 300, Cimetidin 800, Ranitidin 300, Famotidin 40. (Nach Dammann et al. 1987)

Substanz	Dosis (mg)	Hemmung der nächtlichen Sekretion	
		Säure	Volumen
Nizatidin	150	**78***	**46***
	300	**86***	**48***
Cimetidin	800	**72***	**34***
Ranitidin	300	**92***	**51***
Famotidin	40	**92***	**52***

* p < 0,05 – p < 0,01 vs. Placebo

gastrale Säureprofil unter Nizatidin im Vergleich zu Cimetidin, Ranitidin, Famotidin und Placebo. 300 mg Nizatidin konnte die nächtliche (23.00 bis 7.00 Uhr) H^+-Ionen-Konzentration signifikant um 78% reduzieren. Eine geringgradig ausgeprägtere Hemmung der nächtlichen Säuresekretion von Ranitidin und Famotidin (95% bzw. 89%) war im Vergleich zu 300 mg Nizatidin nicht signifikant. 150 mg Nizatidin und 800 mg Cimetidin verminderten die nächtliche intragastrale H^+-Ionen-Konzentration im vergleichbaren Ausmaß (70% bzw. 74%). Entsprechend der Hemmung der nächtlichen Azidität fand sich auch eine signifikante Reduktion der Gesamtsäure- und Volumensekretion (Tabelle 3.5). Bei den am Tage gemessenen H^+-Ionen-Konzentrationen zeigten sich jedoch Unterschiede unter den H_2-Blockern. Ranitidin und Famotidin führten im Gegensatz zu Nizatidin noch zu einer in den nächsten Tag hineinreichenden Säuresekretionshemmung von 24% bzw. 27%, die jedoch lediglich in den frühen Morgenstunden signifikant war.

Ebenso wie Dammann untersuchten auch Lanzon-Miller et al. (1988) mittels 24-h-Säuresekretionsmessungen den Einfluß einer abendlichen Gabe von Nizati-

Tabelle 3.6. Intragastrale H^+-Ionen-Konzentration (mmol/h/l) am Abend (19.00–22.00 Uhr), in der Nacht (22.00–8.00 Uhr), am Morgen (9.00–13.00 Uhr) und am Nachmittag (13.00–19.00 Uhr) nach 21.00 Uhr-Gabe von 150 mg Nizatidin, 300 mg Nizatidin, 300 mg Ranitidin oder Placebo (nach Lanzon-Miller et al. 1988)

Interval	H^+-Konzentration (mmol / h / l)			
	Placebo	Nizatidin 150	Nizatidin 300	Ranitidin 300
19.00 – 22.00 h	25	35	25	33
22.00 – 08.00 h	414	**118***	**87***	**60***
09.00 – 13.00 h	98	95	112	**67+**
13.00 – 19.00 h	219	217	195	211

* p < 0,01 vs Placebo   + p < 0,05 vs Placebo und Nizatidin

din oder Ranitidin auf den intragastralen pH-Wert. Hierbei erhielten in einer Doppelblind-Studie 9 gesunde Freiwillige vor Beginn der intragastralen Säuresekretionsmessung über eine Woche entweder 150 mg Nizatidin, 300 mg Nizatidin, 300 mg Ranitidin oder Placebo 1 × tgl. um 21.00 Uhr. Die Messung der intragastralen H^+-Ionen-Konzentration während der Nachtstunden (22.00–8.00 Uhr) zeigte im Vergleich zu Placebo bei allen 3 Verum-Gruppen eine signifikante im Ausmaß nicht wesentlich unterschiedliche (N 150 –72%, N 300 –79%, R 300 –85%) Abnahme der Säuresekretion (Tabelle 3.6). Die 300 mg Ranitidin-Gabe um 21.00 Uhr führte zu einer signifikanten Reduktion der morgendlichen (9.00–13.00 Uhr) Säuresekretion um durchschnittlich 32%. Für die beiden Nizatidin-Dosierungen bei 21.00 Uhr-Gabe konnte kein antisekretorischer Effekt am Morgen nachgewiesen werden (s. Tabelle 3.6).

Cunningham et al. (1985) führte eine 24stündige Säuresekretionsmessung an 8 Ulcus-duodeni-Patienten durch. Die Patienten erhielten entweder 300 mg Nizatidin am Abend, 150 mg Nizatidin b.i.d. oder 150 mg Ranitidin b.i.d. Die einmalige Gabe von 300 mg Nizatidin erwies sich bezüglich der Inhibition der nächtlichen- und 24-h-Säuresekretion als genauso effektiv wie 2 × 150 mg Nizatidin oder Ranitidin. Bei allen drei Dosierungen fand sich eine gegenüber Placebo hochsignifikante (p < 0,0001) Säuresekretionshemmung. Der nächtliche pH-Wert lag während der gesamten Nachtstunden (1.00 bis 7.00 Uhr) über pH 5,5.

Der Unterschied des Einflusses auf den nächtlichen pH-Wert nach Gabe von 300 mg Nizatidin um 18.00 und 21.00 Uhr wurde an 12 Probanden mittels 24-h-pH-Metrie untersucht (Duroux 1987). Bei beiden Applikationszeitpunkten kam es zu einer fast gleich ausgeprägten Anhebung des mittleren nächtlichen pH-Wertes zwischen 18.00 und 7.00 Uhr. Die am Morgen (7.00 bis 12.00 Uhr) gemessenen pH-Werte unterschieden sich sowohl bei 18.00 als auch 21.00 Uhr Gabe nicht von der Placebo-Kontrollgruppe. Ein Vergleich der Nachtstunden zwischen 24.00 bis 7.00 Uhr zeigte jedoch bezüglich der 21.00 Uhr Applikation eine signifikant höhere pH-Anhebung. Diese Ergebnisse deuten darauf hin, daß der abendliche Applikationszeitpunkt zwar bezüglich des Maximums der Säuresekretionshem-

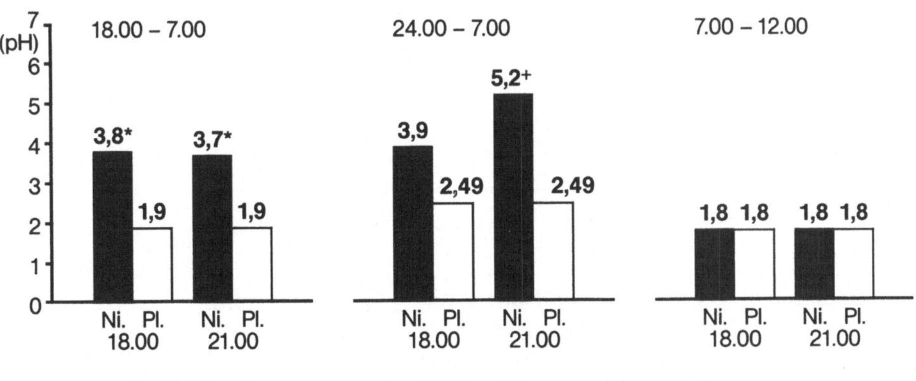

Abb. 3.5. Mittlere pH-Werte von 12 Probanden während der Nacht (18.00–7.00 und 24.00–7.00 Uhr) und am Morgen von 7.00–12.00 Uhr nach Gabe von Nizatidin 300 mg um 18.00 oder 21.00 Uhr im Vergleich zu Placebo. (Nach Duroux 1987)

mung von Bedeutung ist, es jedoch sowohl bei früher als auch später Gabe – über einen längeren Zeitraum betrachtet (18.00 bis 7.00 Uhr) – zu einer fast identischen mittleren pH-Anhebung kommt (Abb. 3.5).

In einer von DiMario (1987) an 32 Ulcus-duodeni-Patienten durchgeführten Doppelblindstudie (2×150 mg Nizatidin vs. 2×150 mg Ranitidin) wurden die intragastralen pH-Werte mittels endoskopisch gewonnener Magensaftproben vor und nach 4wöchiger Therapie bestimmt. Die nach 4wöchiger Nizatidintherapie gemessenen pH-Werte waren nicht signifikant unterschiedlich von denen zu Beginn der Behandlung. Ranitidin führte zu einem mäßigen Anstieg des durchschnittlichen gastralen pH-Wertes von 2,0 vor der Therapie auf 3,1 nach der Therapie. Die mituntersuchten Serum-Pepsinogen I (PGI)-Konzentrationen nahmen unter beiden H_2-Rezeptor-Antagonisten zu (unter Nizatidin von 109 µg/ml auf 139 µg/ml und unter Ranitidin von 117 µg/ml auf 165 µg/ml).

3.1.1.3 Säureprofil nach i. v. Applikation

Untersuchungen von Ryan et al. (1986) an 8 Probanden mit erhöhter basaler Säuresekretion von > 5 mEq/h konnten zeigen, daß die intravenöse Gabe von 25, 50 oder 100 mg Nizatidin zu einer signifikanten bis zu 8 h anhaltenden Gesamtsäuresuppression führte (Tabelle 3.7). In etwas geringerem Ausmaß kam es auch zu einer Hemmung der Volumensekretion.

Tabelle 3.7. Hemmung der basalen Magensäuresekretion bei 8 Patienten mit erhöhter Säuresekretion (> 5 mEqH/h) nach i. v. Gabe von 25, 50 oder 100 mg Nizatidin. (Nach Ryan et al. 1986)

	Placebo	Nizatidin i.v.		
		25 mg	50 mg	100 mg
totale Säuresekretion über 8 h (mmol H^+)	86.3	47.4	36.7	28.1
Hemmung (%)		**45***	**57***	**72***
totale Volumensekretion über 8 h (ml)	770	578	491	477
Hemmung (%)		**25***	**36***	**38***

* p $<$ 0,01 vs. Placebo

3.1.2 Hemmung der stimulierten Säure- und Volumensekretion

Neben Studien über die Hemmung der basalen Sekretion am Tage und in der Nacht erfolgten insbesondere zur Dosisfindung Untersuchungen nach Stimulation mit Pentagastrin, Koffein, Betazol, Pepton, normaler, Schein- und Testmahlzeit (Callaghan et al. 1983, 1985 und 1987; Fortran 1985; Hammond u. Offen 1988; Linscheer 1985; Missale et al. 1987; Porro 1985; Vargas et al. 1988; Wellage et al.

1986; You et al. 1985). Hierbei konnte gezeigt werden, daß die Säure- und Volumensekretion durch Nizatidin rasch und signifikant dosisabhängig reduziert wird. Anhand unterschiedlicher pentagastrin-stimulierter Dosiswirkungsstudien wurde für Nizatidin ein IC_{50}-Wert (Konzentration im Plasma, die für 50%ige Inhibition benötigt wird) von 180 ng/ml ermittelt (Grasela 1987).

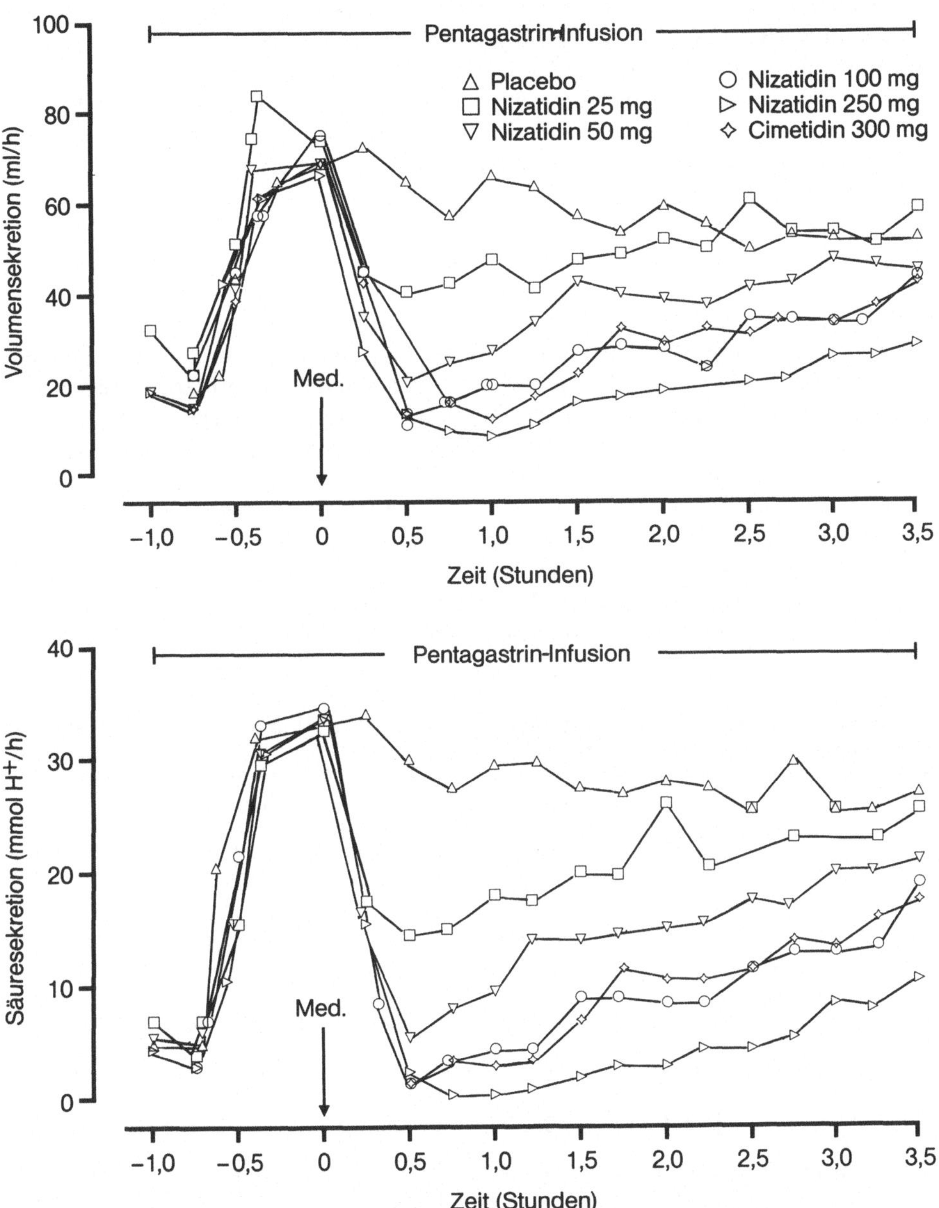

Abb. 3.6. Hemmung der Pentagastrin-stimulierten Volumen- und Säuresekretion nach i.v. Gabe von Placebo, Nizatidin oder Cimetidin. (Nach Callaghan et al. 1985)

3.1.2.1 Pentagastrinstimulation

Untersuchungen von Callaghan et al. (1983 a, 1985 u. 1987) konnten zeigen, daß i.v. und oral verabreichtes Nizatidin zu einer dosisabhängigen Suppression der durch Pentagastrin stimulierten submaximalen Säuresekretion führt. Intravenöse Bolusgaben von 25–250 mg Nizatidin führten neben der Verminderung des Sekretionsvolumens rasch zu einer ausgeprägten über 2,5–4,5 h anhaltenden (Abb.3.6) Säuresuppression von 29% bis 78% (Tabelle 3.8). 100 mg Nizatidin erwies sich in dieser Studie äquipotent mit 300 mg Cimetidin.

Orale Applikationen wurden in einer Dosierung von 100–350 mg als Einzel- und bis zu 1400 mg als Mehrfachdosis (über 2 Tage) untersucht. Dabei zeigte sich bei allen Dosierungen mit Ausnahme von 100 mg eine signifikante Suppression über 7 h. 150 mg Nizatidin waren ebenso stark säuresekretionshemmend wirksam wie 400 mg Cimetidin.

Zwei von Welage (1986 u. 1987) und You (1985) an 8 bzw. 6 gesunden Probanden durchgeführte Studien zeigten sowohl nach intravenöser (Abb.3.7) wie auch nach oraler (Abb.3.8) Nizatidinapplikation ebenfalls eine ausgeprägte Reduktion der pentagastrin-stimulierten Säuresekretion. Orale Gaben von 150 und 300 mg Nizatidin führten zu einer über 7 bzw. 10 h anhaltenden signifikanten Säuresuppression. In beiden Dosierungen erwies sich Nizatidin im Vergleich zu 300 mg Cimetidin als signifikant ($p < 0,05$) stärkerer Säureinhibitor (Therapeutische Cimetidindosis: 800 mg/die).

In weiteren doppelblind randomisierten Studien wurde der säuresekretionshemmende Effekt von Nizatidin mit Ranitidin verglichen (Porro 1985; Missale et al. 1987). Bezüglich der Hemmung der basalen und durch Pentagastrin stimulierten Säuresekretion erwies sich 150 mg Nizatidin sowohl bei Ulcus-duodeni-Patienten als auch an gesunden Probanden äquipotent mit 150 mg Ranitidin.

Tabelle 3.8. Hemmung der pentagastrin-stimulierten (i.v. Infusion über 3,5 h) Magensäure- und Volumensekretion. (Nach Callaghan et al. 1985)

	Placebo	Cimetidin i.v.	Nizatidin i.v.			
		300 mg	25 mg	50 mg	100 mg	250 mg
totale Säuresekretion über 3,5 h (mmol H^+)	97,1	37,3	72,7	51,8	37,4	19,7
Hemmung (%)		**60 %**	**29 %**	**46 %**	**60 %**	**78 %**
totale Volumensekretion über 3,5 h (ml)	816,3	399,3	705,9	536,3	421,8	306,4
Hemmung (%)		**49 %**	**13 %**	**33 %**	**46 %**	**60 %**

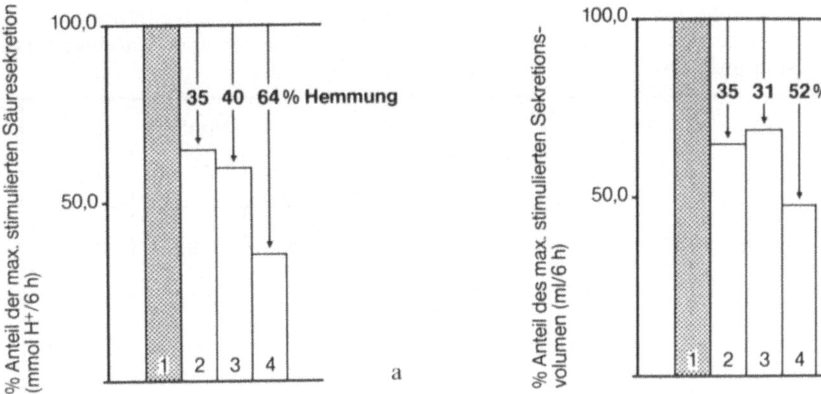

1 Placebo 2 Nizatidin 25 mg 3 Nizatidin 50 mg 4 Nizatidin 100 mg

Abb. 3.7. a, b Prozentuale Hemmung der pentagastrin-stimulierten a) Säure und b) Volumensekretion nach i.v. Gabe von 25, 50 oder 100 mg Nizatidin. (Nach Wellage et al. 1986)

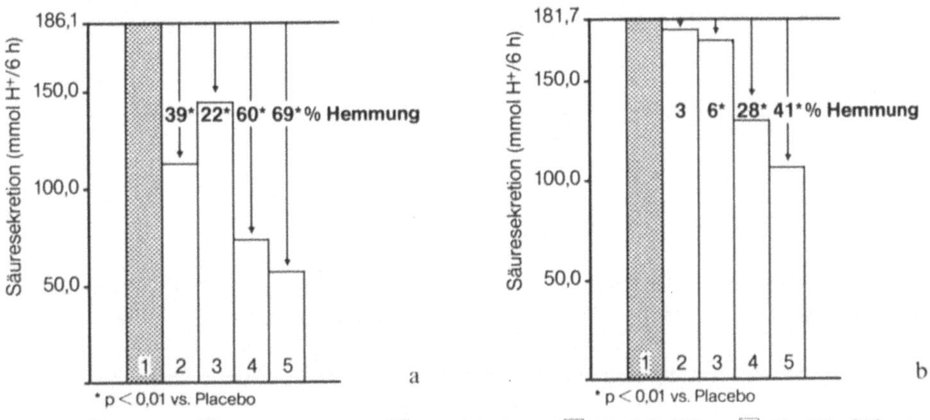

1 Placebo 2 Cimetidin 300 mg 3 Nizatidin 75 mg 4 Nizatidin 150 mg 5 Nizatidin 300 mg

Abb. 3.8 a, b. Prozentuale Hemmung der pentagastrin-stimulierten Säuresekretion a) 1 h, b) 6 h nach oraler Gabe von Nizatidin oder Cimetidin. (Nach You et al. 1985)

3.1.2.2 Koffein- oder Betazolstimulation

In placebo-kontrollierten Studien an gesunden Probanden wurde die antisekretorische Wirkung nach Koffein- (n = 11) und Betazolstimulation (n = 8) von Nizatidin (75, 150 und 300 mg) mit Cimetidin verglichen (Linscheer et al. 1985; Hammond u. Offen 1988). Sowohl 150 als auch 300 mg Nizatidin führten innerhalb der ersten 3 h zu einer signifikanten Hemmung der Säure und der Volumensekretion (Tabellen 3.9 und 3.10). In beiden Studien wurde die Magensäure deutlich ausgeprägter reduziert als das Volumen. Lediglich 300 mg Nizatidin zeigten noch nach 10 h eine signifikante Hemmung der durch Koffein stimulierten intragastralen

Tabelle 3.9. Hemmung der Magensäure- und Volumensekretion nach Koffeinstimulation (nach Linscheer et al. 1985). [+]Intervall zwischen Medikamentengabe und Koffeinapplikation (i.v. Infusion über 2 h)

	Zeit[+] (h)	Placebo	Cimetidin 300 mg	Nizatidin		
				75 mg	150 mg	300 mg
totale Säuresekretion über 2 h (mmol H$^+$)	1	5,66	0,78	1,51	0,83	0,23
	10	5,88	4,89	5,57	2,90	3,05
Hemmung (%)	1		**86***	**73***	**85***	**96***
	10		17	5	51	**48***
totale Volumensekretion über 2 h (ml)	1	102,9	80,4	101,4	65,4	49,6
	10	111,0	56,8	69,1	72,0	68,3
Hemmung (%)	1		**45***	2	**38***	**52***
	10		27	37	35	38

* p $<$ 0,05 vs. Placebo

Tabelle 3.10. Hemmung der Magensäure- und Volumensekretion nach Betazolstimulation (nach Hammond et al. 1988). 1-h-Intervall zwischen Medikamentengabe und Betazolapplikation (i.m.)

	Placebo	Cimetidin 300 mg	Nizatidin		
			75 mg	150 mg	300 mg
totale Säuresekretion über 2 h (mmol H$^+$)	43,9	14,3	3,3	0,5	0,7
Hemmung (%)		**67$^+$**	**93***	**99***	**99***
totale Volumensekretion über 2 h (ml)	428	202	161	84	134
Hemmung (%)		**53***	**62***	**80***	**69***

* p $<$ 0,01 vs. Placebo $^+$ p $<$ 0,05 vs. Placebo

H^+-Ionen-Konzentration. Sowohl nach Koffein- als auch nach Betazolstimulation konnten für Nizatidin 150 und 300 mg eine signifikant stärkere antisekretorische Wirkung als für 300 mg Cimetidin nachgewiesen werden. (Therapeutische Cimetidindosis: 800 mg/die)

3.1.2.3 Stimulation durch Schein- oder Reizmahlzeit

Durch Scheinmahlzeit (MFS) stimulierte Säuresekretion wird durch Nizatidin sowohl nach intravenöser als auch nach oraler Applikation dosisabhängig reduziert (Callaghan 1983 u. 1985). Nach i.v. Bolusgabe von 75 mg Nizatidin war eine

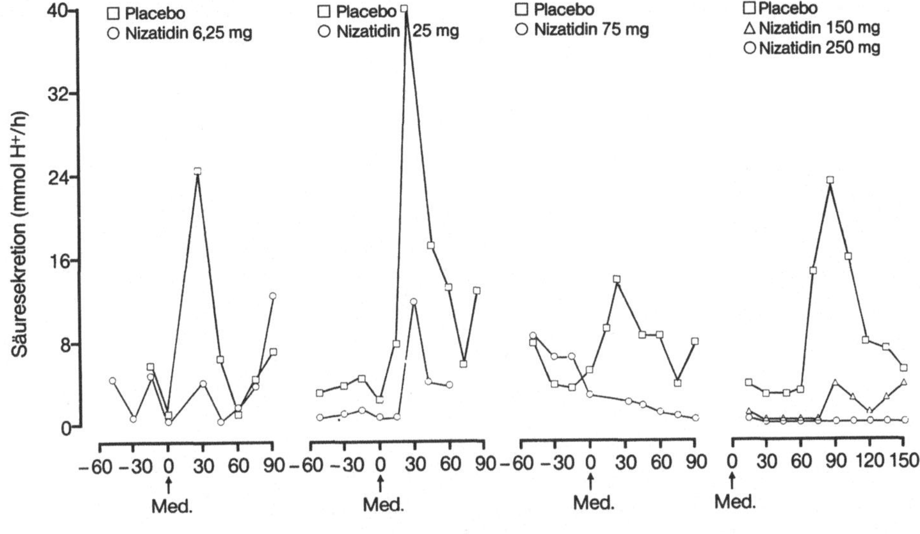

Abb. 3.9. Hemmung der durch Scheinmahlzeit (MSF) stimulierten Magensäuresekretion nach i.v. Gabe von Nizatidin. (Nach Callaghan et al. 1985)

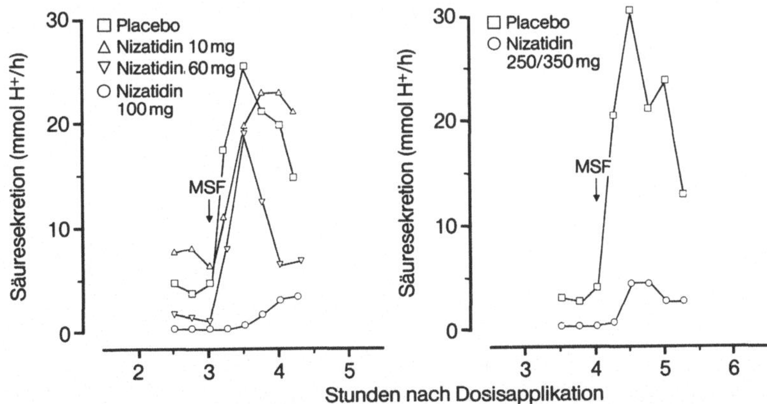

Abb. 3.10. Hemmung der durch Scheinmahlzeit (MSF) stimulierten Magensäuresekretion nach oraler Gabe von Nizatidin. (Nach Callaghan 1983, unveröffentlichte Daten)

vollständige Hemmung über 1,5 h, bei 150 und 250 mg Nizatidin eine über 2,5 h
zu beobachten (Abb. 3.9). Nach oraler Applikation konnte sowohl nach Gabe von
250 wie auch 350 mg Nizatidin über 5 h eine vollständige Säureinhibition erreicht
werden (Abb. 3.10).

Fordtran (1985) verglich in einer Studie an 8 gesunden Probanden die säuresekretionshemmende Wirkung von Nizatidin mit Cimetidin nach Gabe von Reiz-

Tabelle 3.11. Hemmung der Magensäuresekretion nach Stimulation durch Reizmahlzeit
(nach Fordtran 1985, unveröffentlichte Daten). [+]Intervall zwischen Medikamentenapplika-
tion und Reizmahlzeit (Frühstück bzw. Mahlzeit)

	Zeit[+] (h)	Placebo	Cimetidin 300 mg	Nizatidin 25 mg	75 mg	150 mg	300 mg
totale Säure-sekretion über 1 h (mmol H$^+$)	3	8,80	3,19	4,98	3,15	0,16	0,27
Hemmung (%)	3		**64 ***	41	**64 ***	**98 ***	**97 ***
totale Säure-sekretion über 1 h (mmol H$^+$)	7	11,53	10,29	12,45	10,94	6,59	6,47
Hemmung (%)	7		11	1	13	**48 ***	**48 ***

* p < 0,01 vs. Placebo

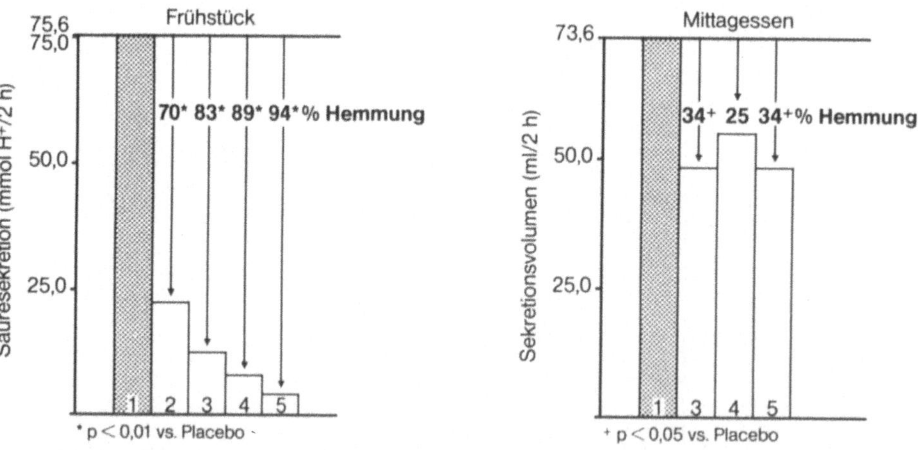

Abb. 3.11. Prozentuale Hemmung der durch Reizmahlzeit (Frühstück, Mittagessen) stimulierten Säuresekretion nach Gabe von Nizatidin, Cimetidin bei 6 Patienten mit erhöhter
basaler Säuresekretion. (Nach Vargas et al. 1988)

mahlzeit. Die Probanden erhielten 3, 7 und 10 h nach oraler Applikation von 25, 75, 150, 300 mg Nizatidin, 300 mg Cimetidin oder Placebo ein standardisiertes Frühstück, Mittagessen oder Abendbrot. 150 und 300 mg Nizatidin führten sowohl nach 3 als auch nach 7 h zu einer signifikanten Hemmung der stimulierten Säuresekretion (Tabelle 3.11). Der säureinhibierende Effekt von 75 mg Nizatidin und 300 mg Cimetidin hielt über 4 h an.

Eine placebo-kontrollierte Studie an 6 Patienten mit erhöhter basaler Säuresekretion ($>$ 5 mEqH/h) zeigte bei gleichem Studiendesign wie oben, daß sowohl 150 als auch 300 mg Nizatidin 3 und 7 h nach Dosisapplikation zu einer signifikanten Inhibition der durch Mahlzeit stimulierten Säuresekretion führt (Abb. 3.11) (Vargas et al. 1985 u. 1988). Für 75 mg Nizatidin konnte lediglich über 4 h eine signifikante Hemmung nachgewiesen werden. Keine der verabreichten Nizatidindosen hatte einen Einfluß auf die nach 10 h durch Testmahlzeit stimulierte Säuresekretion.

3.1.3 Einfluß auf andere Bestandteile des Magensaftes

3.1.3.1 Hemmung der Pepsinsekretion

Bei der Genese der Ulkuserkrankung spielt als aggressiver Faktor neben der Magensäure auch Pepsin wegen seiner mukolytischen Eigenschaft eine nicht unwesentliche Rolle (Magee 1974; Roberts 1981; Venables 1986). Wie die gastrale Säuresekretion wird auch die Pepsinausschüttung über Histaminrezeptoren reguliert (Magee 1974). In mehreren Studien wurde aus diesem Grunde der mögliche Effekt von Nizatidin auf die Pepsinsekretion und Aktivität untersucht (Callaghan 1983; Cunningham et al, 1985; Hammond u. Offen 1988; Linscheer et al. 1985; Porro 1985; DiMario et al. 1987).

In einer doppelblind randomisierten Studie an 8 Probanden konnte gezeigt werden, daß die durch Scheinmahlzeit (MSF) stimulierte Pepsinsekretion dosisabhän-

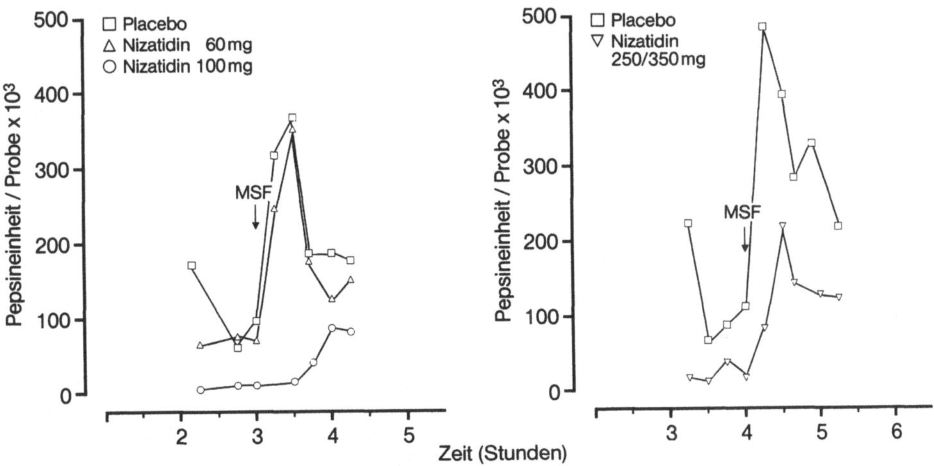

Abb. 3.12. Mittlere durch Scheinmahlzeit (MSF) stimulierte Pepsinsekretion nach Gabe von Nizatidin oder Placebo. (Nach Callaghan 1983, unveröffentlichte Daten)

gig durch Nizatidin gehemmt wird (Callaghan 1983). Die Hemmung der Pepsinsekretion (Abb. 3.12) ging parallel mit der Hemmung der Säuresekretion einher.

Hammond u. Offen (1988) untersucht an 8 Probanden in einer placebo- und
standard-kontrollierten Doppelblindstudie, die durch Betazol stimulierte Sekretion von Pepsin nach Gabe von Placebo, 75, 150 und 300 mg Nizatidin oder
300 mg Cimetidin. Sie konnten zeigen, daß Nizatidin zu einer volumenunabhängi-
gen Inhibition der Pepsinsekretion von bis über 90% führte (Abb. 3.13). Der Unter-

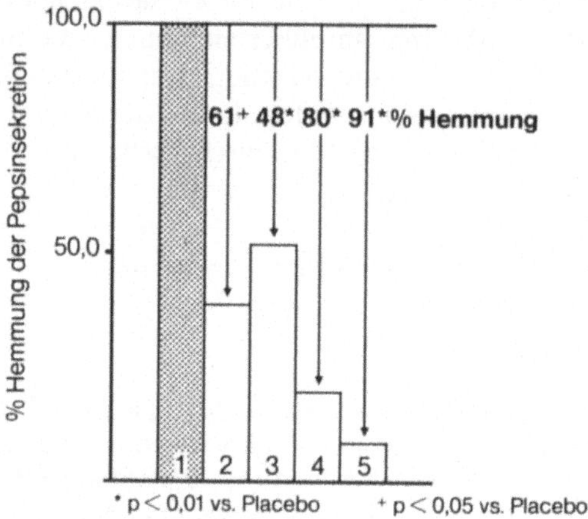

Abb. 3.13. Hemmung der betazol-stimulierten Pepsinsekretion nach Gabe von Nizatidin
oder Cimetidin. (Nach Hammond 1988)

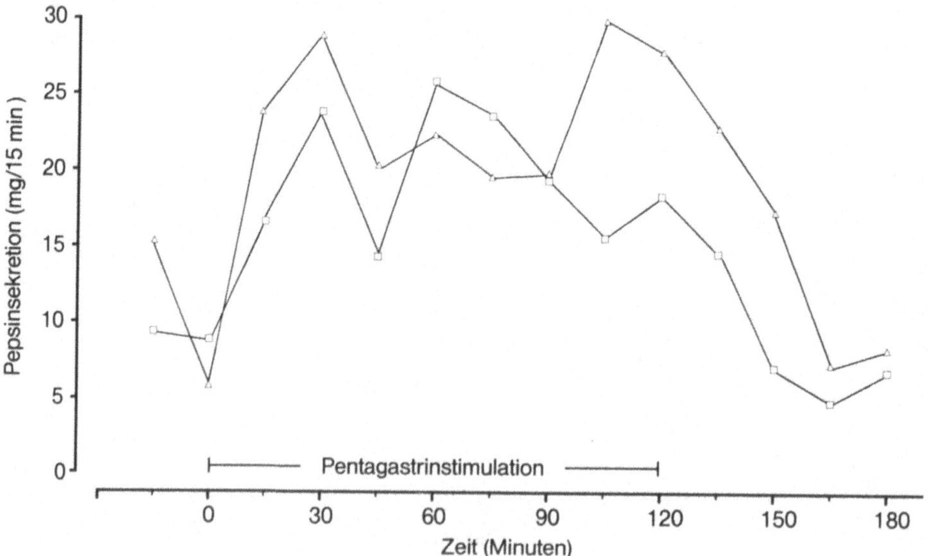

Abb. 3.14. Vergleich der pentagastrin-stimulierten Pepsinsekretion nach Gabe von 150 mg
Nizatidin □ oder 150 mg Ranitidin △. (Nach Porro 1985)

schied zwischen 300 mg Nizatidin und 300 mg Cimetidin war signifikant (p < 0,05). Zu beachten ist, daß die verwendete Cimetidindosis unterhalb der therapeutisch empfohlenen Dosis von 800 mg/die liegt.

Die Probandenergebnisse von Callaghan (1983) und Hammond u. Offen (1988) konnten durch Untersuchungen von Cunningham et al. (1985) auch an Ulcus-duodeni-Patienten (n = 10) bestätigt werden. 300 mg Nizatidin am Abend führten ebenso wie 2 × tgl. 150 mg Nizatidin oder Ranitidin zu einer signifikanten Reduktion der nächtlichen Pepsinsekretion.

Ebenfalls an Ulcus-duodeni-Patienten (n = 10) wies Porro (1985) nach, daß 150 mg Nizatidin die basale und pentagastrin-stimulierte Pepsinsekretion in gleichem Ausmaß wie 150 mg Ranitidin inhibiert (Abb. 3.14).

In gewissem Widerspruch zu den obigen Ergebnissen stehen die Untersuchungen von Linscheer et al. (1985), der bei gesunden Freiwilligen nach Coffeinstimulation unter oralen Einzeldosen von 75–300 mg keinen Einfluß des Nizatidin auf die Pepsinaktivität fand.

Längerfristige Nizatidinapplikation führte zu keiner Änderung der basalen Pepsinsekretion. Pepsinmessungen im Magensaft von Ulcus-duodeni-Patienten vor und nach 4wöchiger Behandlung mit 2 × tgl. 150 mg Nizatidin zeigten keine signifikanten Unterschiede (DiMario et al. 1987). Hierdurch konnte ein möglicher Überhang oder Rebound-Effekt ausgeschlossen werden.

3.1.3.2 Einfluß auf den Intrinsic-Faktor

Die Resorption von Vitamin B_{12} aus dem Intestinaltrakt ist abhängig von der Anwesenheit des Intrinsic-Faktors. Über den Einfluß von H_2-Rezeptor-Antagonisten auf die Sekretion des Intrinsic-Faktors sind bisher widersprüchliche Ergebnisse bekannt. In einer Studie zur betazolstimulierten Säuresekretion ließ sich für Nizatidin bei einer Dosierung von 300 mg bezüglich des Intrinsic-Faktors ein signifikant stimulierender Effekt nachweisen (Hammond u. Offen 1988). Die klinische Bedeutung dieser Daten ist z. Z. noch unklar. Für das im Vergleich mituntersuchte Cimetidin konnte eine Zunahme der Sekretion des Intrinsic-Faktors nicht festgestellt werden.

3.1.4 Wirkung auf gastrointestinale Hormone

3.1.4.1 Einfluß auf Gastrin

Die Sekretion der Magensäure wird durch Gastrin entscheidend beeinflußt. Langfristige Achlorhydrie kann zur Hypergastrinämie führen. Ob eine solche Hypergastrinämie in einem direkten Zusammenhang mit der unter potenten Säureinhibitoren beobachteten ECL-Zellproliferation steht, ist jedoch bisher nicht eindeutig erwiesen (Koop u. Arnold 1987). Bei der für die Ulkusbehandlung empfohlenen Dosierung konnte für Nizatidin keine signifikante Änderung der Gastrinspiegel festgestellt werden.

Die postprandialen Serumgastrinkonzentrationen nach Schein- oder Testmahlzeit wurden durch Nizatidin-Einzeldosen bis 350 mg oral und 250 mg i.v. nicht signifikant verändert (Callaghan et al. 1985; Fordtran 1985; Vargas et al. 1985).

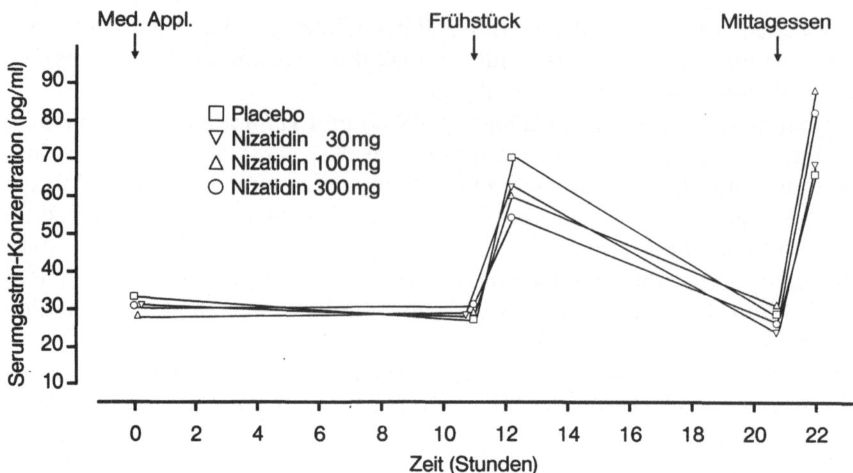

Abb. 3.15. Serumgastrinspiegel über 22 h nach abendlicher Gabe von 30, 100 oder 300 mg
Nizatidin. (Nach Kovacs et al. 1987)

Bei abendlicher Gabe von 30, 100 und 300 mg Nizatidin konnte keine Beeinflussung der nächtlichen basalen und postprandialen Plasmagastrinkonzentrationen
am nächsten Tag beobachtet werden (Abb. 3.15) (Kovacs et al. 1987; Ryan 1985).
Lediglich die Verdoppelung der Tagesdosis auf 2 × 300 mg führte zu einem gering-
gradigen Anstieg der durch Testmahlzeit stimulierten Gastrinfreisetzung, die 10 h
nach Nizatidinapplikation bereits nicht mehr nachzuweisen war.

Auch längerfristige Nizatidin-Applikation führte zu keinem Anstieg der
Gastrin-Werte. In einer Vergleichsstudie mit 2 × tgl. 150 mg Ranitidin waren
Serumgastrinspiegel von Ulcus duodeni-Patienten zu Beginn und nach 4-wöchiger
Behandlung mit 2 × tgl. 150 mg Nizatidin ohne signifikanten Unterschied (DiMa-
rio et al. 1987).

Bei von Fullerton et al. (1988) untersuchten Ulcus duodeni-Patienten führten
ebenfalls 300 mg Nizatidin am Abend (20.00 Uhr) während einer 4-wöchigen
Behandlungsphase zu keinem Anstieg der Nüchtern-Gastrin-Serumspiegel.

3.1.5 Einfluß auf die Magenschleimhaut

Eindeutige Studien bezüglich eines Einflußes von Nizatidin auf die Magenschleimhaut (Bikarbonatsekretion, Mukosabeschaffenheit, Epithelzellproliferation
etc.) liegen beim Menschen bisher noch nicht vor. In verschiedenen Tierexperimenten konnte für Nizatidin eine eigenständige, von der Säuresuppression unab-
hängige zytoprotektive Wirkung nachgewiesen (Lin et al. 1986). Zytoprotektive
Eigenschaften zeigten sich bereits bei einer Dosierung (0,1-0,5 mg/kgKG), die
unterhalb des Wirkspiegels für eine signifikante Säuresekretionshemmung liegt
(siehe Abschnitt 2.1.4). Vergleichbare Untersuchungen beim Menschen gibt es für
Nizatidin noch nicht. Eine kürzlich durchgeführte Pilotstudie zur Ermittlung der
Wirksamkeit von Nizatidin bei durch Gabe von nichtsteroidalen Antirheumatika
induzierter Schleimhautblutungen deutet auf eine Verminderung der induzierten

Reizung der Magenmukosa durch Nizatidin hin (Callaghan et al. 1987 b u. 1987 c). Für einen möglichen cytoprotektiven Effekt beim Menschen ist diese Studie auf Grund der gleichzeitigen Säuresuppression jedoch nicht beweisend.

3.2 Pharmakokinetik

3.2.1 Resorption

Das Ausmaß und die Geschwindigkeit der oralen Resorption von Nizatidin wurde in einer Reihe pharmakokinetischer Studien untersucht (Callaghan et al. 1987; Knadler et al. 1986 und 1987).

Nach Gabe von 150 bzw. 300 mg Nizatidin zeigte sich eine rasche und nahezu vollständige Resorption der verabreichten Dosis (Callaghan et al. 1987). Maximale Plasmakonzentrationen (C_{max}) von durchschnittlich 970 ng/ml (700–1300 ng/ml) bzw. 2500 ng/ml (1480–3480 ng/ml), wurden nach ½ bis 3 h (t_{max}) erreicht (Tabelle 3.12). Die Plasmakonzentrationen und die Fläche unter den Konzentrationskurven (AUC) erwiesen sich für orale Einzeldosen bis 350 mg und intravenöse Dosen bis 250 mg als dosisproportional (Abb. 3.16 und 3.17). Halbwertszeit ($t_{½}$), totale Plasmaclearance (Cl_{tot}) und Verteilungsvolumen (V_{area}) blieben unbeeinflußt von der applizierten intravenösen oder oralen Dosis (Tabelle 3.12, 3.13 und 3.14) (Callaghan et al. 1985 und 1983 a).

Die Plasmakonzentrationskurven nach oraler Einmalgabe unterschieden sich nicht von denen nach Mehrfachdosierung. Plasmahalbwertszeit, C_{max} und t_{max}-Werte zu Beginn und am Ende einer 1wöchigen Applikationsserie von 300 mg Nizatidin/Tag zeigten keine signifikanten Unterschiede (Lucas u. Keohane 1986).

Neben der fast vollständigen Resorption (95–99%) zeichnet sich Nizatidin im Gegensatz zu anderen H_2-Rezeptor-Antagonisten (Roberts 1984; Somogyi 1983) durch einen geringen First-pass-Effekt aus. Anhand der AUC-Werte aus den

Tabelle 3.12. Pharmakokinetische Daten für Nizatidin 150 mg i.v., Nizatidin-Kapseln 150 mg und 300 mg

	Nizatidin		
	150 mg i.v.	150 mg oral	300 mg oral
$AUC_{0\rightarrow\infty}$ (ng·h/ml)	3040 ± 520	2920 ± 370	7030 ± 1280
C_{max} (ng/ml)	–	965 ± 190	2536 ± 470
t_{max} (h)	–	1,1 ± 0,4	1,2 ± 0,5
$t_{1/2}$ (h)	1,3 ± 0,2	1,5 ± 0,2	1,5 ± 0,2
$Cl_{tot.}$ (l/h)	50,4 ± 6,8	52,1 ± 6,3	43,8 ± 7,1
V_{area} (l/kg)	1,3 ± 0,3	1,5 ± 0,3	1,3 ± 0,2

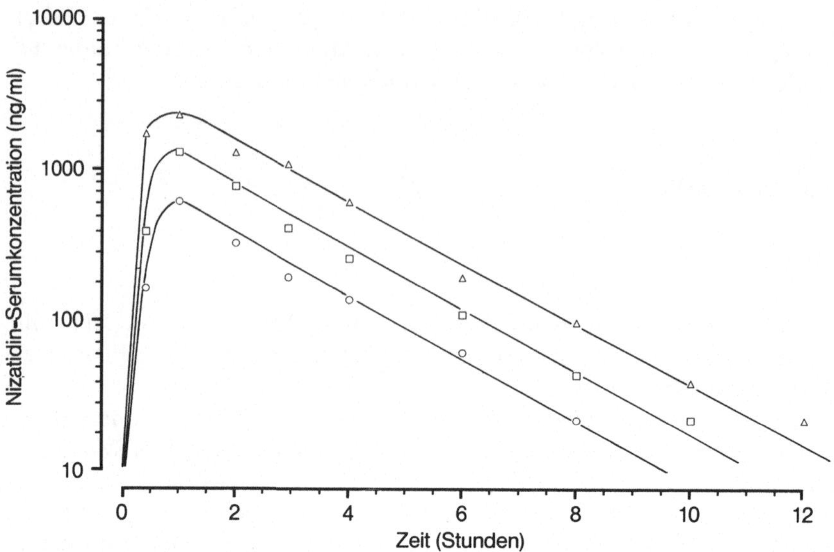

Abb. 3.16. Semilogarithmische Darstellung der Serumkonzentrationskurven für 75 mg ○, 150 mg □ und 300 mg △ Nizatidin oral (unveröffentlichte Daten)

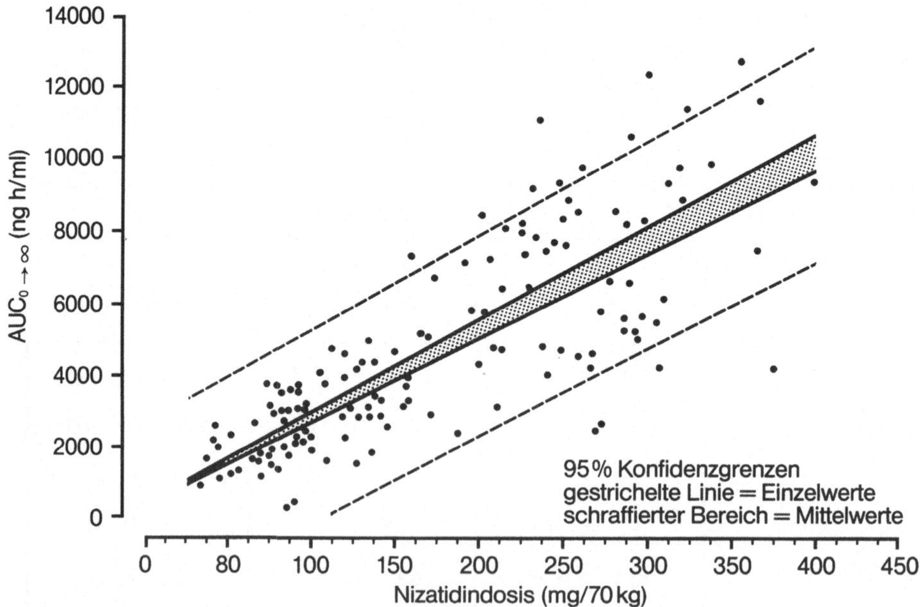

Abb. 3.17. Dosisproportionalität der Flächen unter den Konzentrationskurven (AUC) für Nizatidin. (Nach Callaghan et al. 1987)

Tabelle 3.13. Nizatidin-Kinetik für unterschiedliche i.v. Dosierung. (Nach Callaghan et al. 1985)

Dosis (mg)	$t_{1/2}$ (h)	$C_{tot.}$ (l/h)	V_{area} (l/kg)
25	1,30 ± 0,21	47,4 ± 15,0	1,21 ± 0,51
50	1,35 ± 0,20	40,4 ± 13,0	1,09 ± 0,53
100	1,49 ± 0,38	48,5 ± 16,0	1,35 ± 0,45
250	1,20 ± 0,25	48,7 ± 14,0	1,09 ± 0,3

Tabelle 3.14. Nizatidin-Kinetik für unterschiedliche orale Dosierung. (Nach Callaghan 1983a, unveröffentlichte Daten)

Dosis (mg)	$t_{1/2}$ (h)	$C_{tot.}$ (l/h)	V_{area} (l/kg)
100	1,75 ± 0,31	38,0 ± 15,0	1,38 ± 0,80
150	1,53 ± 0,27	39,6 ± 8,3	1,20 ± 1,20
250	1,57 ± 0,24	41,7 ± 18,0	1,33 ± 0,73
350	1,75 ± 0,47	42,4 ± 10,0	1,46 ± 0,50

Serumkonzentrationskurven für 150 mg i.v. und 150 mg oral (Abb. 3.19) und aus Untersuchungen mit ^{14}C-Nizatidin (Abb. 3.24) ließ sich ein First-pass-Metabolismus der Leber von weniger als 10% berechnen (Knadler et al. 1986). Über 95% der oral applizierten Gesamtaktivität waren bereits innerhalb von 16 h wieder ausgeschieden (Abb. 3.18).

Aus den Werten unter den Plasmakonzentrationszeitkurven (AUC) (Abb. 3.19) für intravenöse und orale Applikation von 150 mg Nizatidin und den Eliminationsstudien mit ^{14}C-markiertem Nizatidin ließ sich in mehreren Studien eine absolute orale Bioverfügbarkeit von über 90% ermitteln (Callaghan 1986b; Callaghan et al. 1987; Knadler et al. 1987).

Gleichzeitige Nahrungsaufnahme führte lediglich zu einer geringfügigen Verzögerung im Auftreten des Nizatidin-Plasmagipfels (Abb. 3.20). Die sich daraus ergebende Veränderung im Ausmaß und Geschwindigkeit der Resorption ist klinisch ohne relevante Bedeutung (Tabelle 3.15) (Knadler et al. 1984 u. 1987). Die bei dieser Studie an 12 männlichen Probanden auffallend große Inter- und Intraprobandenvariabilität von Nizatidin war unabhängig von der Nahrungsaufnahme.

An 12 männlichen Probanden wurde ebenfalls der Einfluß von Antazida und Anticholinergika auf die relative Bioverfügbarkeit von Nizatidin untersucht (Knadler et al. 1984 u. 1987). Bei gleichzeitiger Gabe von Gelusil konnte eine kli-

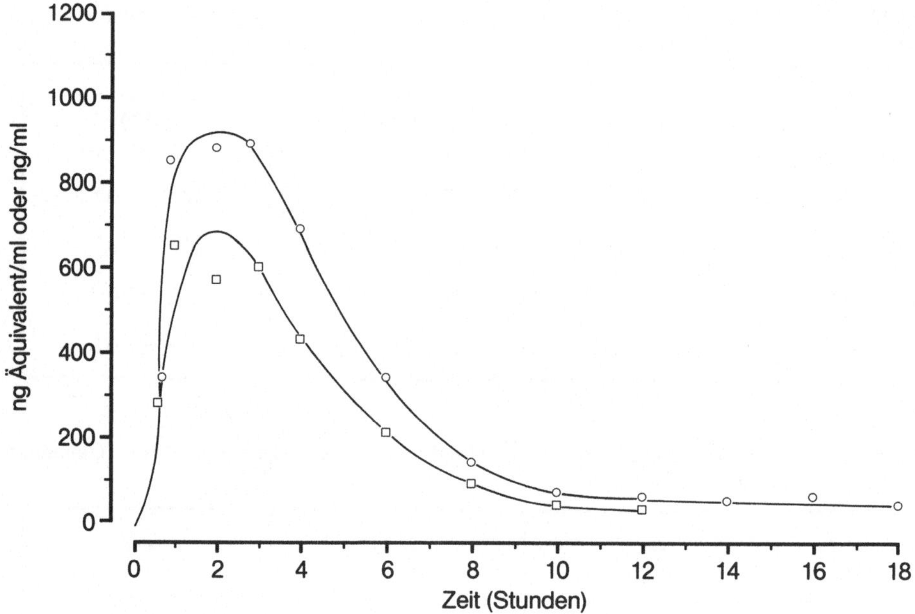

Abb.3.18. Serumkonzentrationskurven der Gesamtaktivität ○ und ^{14}C-Nizatidin □ nach oraler Gabe von 150 mg ^{14}C-Nizatidin. (Nach Knadler et al. 1986)

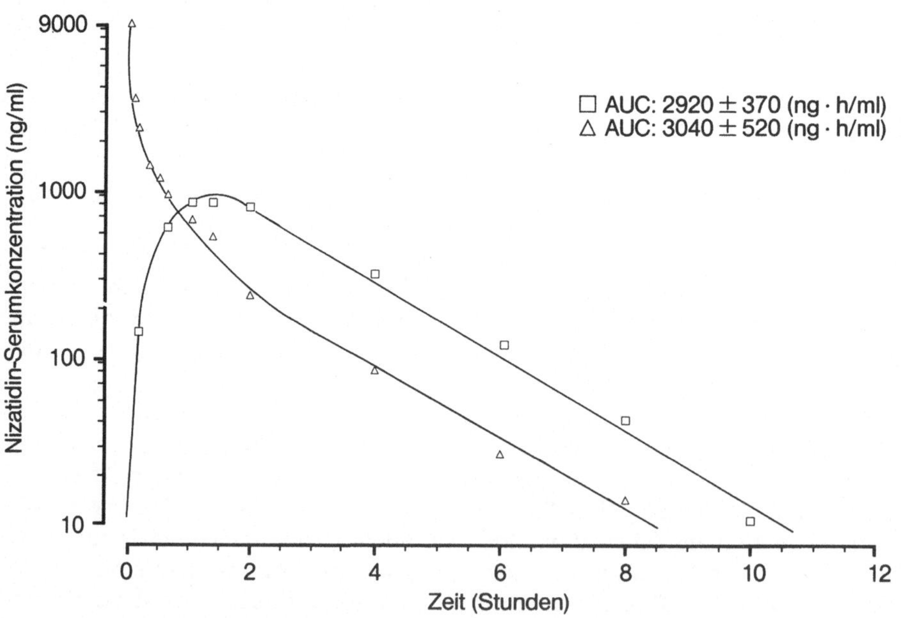

Abb.3.19. Semilogarithmische Darstellung der Serumkonzentrationskurven für 150 mg Nizatidin oral (Kapseln) □ und i.v. △. (Nach Knadler et al. 1987)

Tabelle 3.15. Pharmakokinetische Daten für Nizatidin nüchtern sowie nach Nahrungsaufnahme. (Nach Knadler et al. 1987)

	Nizatidin	
	150 mg oral nüchtern	150 mg oral nach Nahrungsaufnahme
$AUC_{0-\infty}$ (ng·h/ml)	2721 ± 815	2723 ± 669
C_{max} (ng/ml)	878 ± 282	819 ± 250
t_{max} (h)	1,5 ± 0,8	2,6 ± 0,8
$t_{1/2}$ (h)	1,4 ± 0,2	1,5 ± 0,2
$Cl_{tot.}$ (l/h)	59,7 ± 17,4	58,2 ± 14,2
V_{area} (l/mg)	1,8 ± 0,5	1,9 ± 0,5

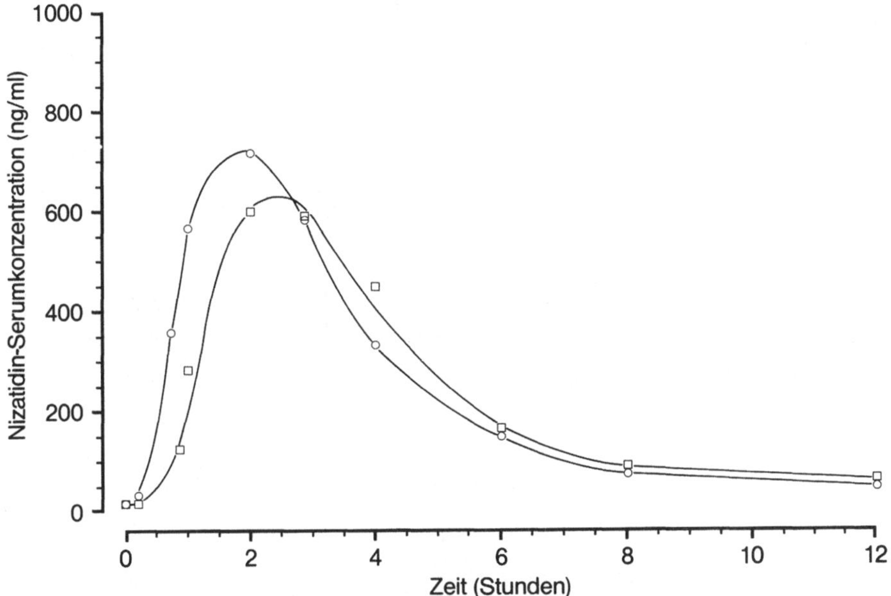

Abb. 3.20. Serumkonzentrationskurve für Nizatidin nach oraler Gabe von 150 mg nüchtern ○ und nach Nahrungsaufnahme □. (Nach Knadler et al. 1987)

nisch unbedeutende, jedoch statistisch signifikante Verminderung der Bioverfügbarkeit festgestellt werden (Abb. 3.21). Die AUC-Mittelwerte lagen um 13% und die C_{max}-Mittelwerte 17% unterhalb der Placebovergleichswerte (Tabelle 3.16). Die Resorption von 150 mg Nizatidin wurde durch gleichzeitige Gabe von 15 mg Propanthelin nicht beeinflußt.

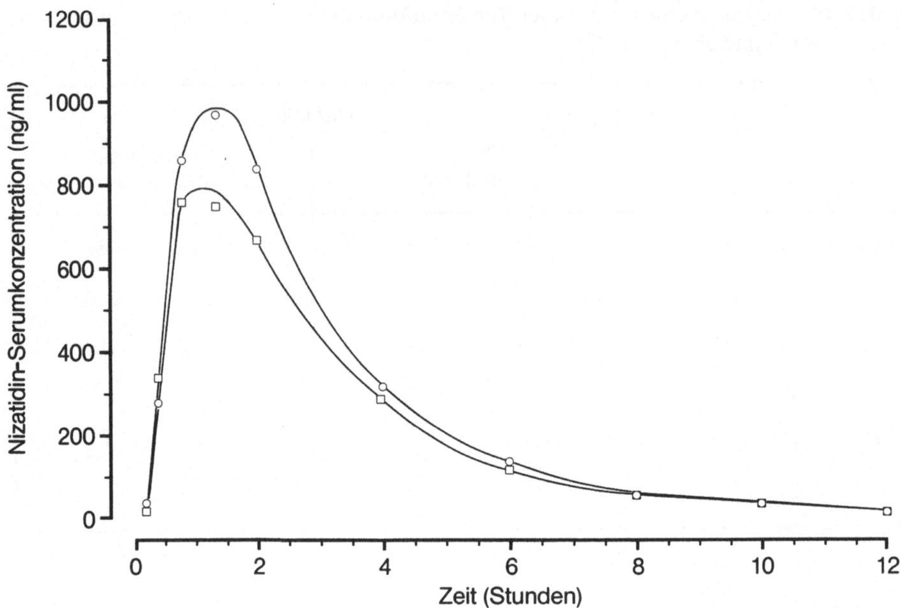

Abb. 3.21. Serumkonzentrationskurven für Nizatidin nach oraler Gabe von 150 mg mit □ und ohne Antazidum ○. (Nach Knadler et al. 1987)

Tabelle 3.16. Pharmakokinetische Daten für Nizatidin bei gleichzeitiger Einnahme mit 30 ml Gelusil im Vergleich mit Placebo. (Nach Knadler et al. 1987).

	Nizatidin	
	150 mg oral + Placebo	150 mg oral + Gelusil
$AUC_{0 \to \infty}$ (ng · h/ml)	3120 ± 372	**2706** ± 322*
C_{max} (ng/ml)	1116 ± 279	**922** ± 234*
t_{max} (h)	1,4 ± 0,4	1,1 ± 0,4
$t_{1/2}$ (h)	1,5 ± 0,18	1,55 ± 0,26
$Cl_{tot.}$ (l/h)	48,7 ± 5,9	**56,1** ± 6,0*
V_{area} (l/mg)	1,48 ± 0,30	**1,77** ± 0,37*

* $p \leq 0,05$ vs. Placebo

Aktivkohle (Charcoal) führt zu einer signifikanten Verminderung der relativen Bioverfügbarkeit von Nizatidin (Knadler et al. 1987). Bereits aus In-vitro-Untersuchungen war bekannt, daß aktiviertes Charcoal sich rasch im Verhältnis 3:1 mit Nizatidin bindet. In-vivo-Studien konnten nun zeigen, daß durch Gabe von Aktivkohle auch 30 min nach Applikation des H_2-Blockers die Gesamtresorption noch um 30% reduziert wird (Knadler et al. 1987). Dieser Befund kann in der ambulanten Versorgung der Notfalltherapie bei einer Überdosierung mit Nizatidin von klinischer Relevanz sein. Ebenfalls sollte dies bei Comedikation mit aktivkohlehaltigen Pharmaka berücksichtigt werden.

3.2.2 Verteilung

Das für Nizatidin ermittelte Verteilungsvolumen (V_{area}) von über 1 l/kg bedeutet, daß es zu einer Verteilung auch außerhalb des Körperwassers kommt. Aufgrund der Eliminierungskinetik läßt sich die Verteilung am besten als offenes Zwei-Kompartment-Modell beschreiben. Im Blut konnte radioaktiv markiertes Nizatidin sowohl im Plasma als auch an korpuskuläre Bestandteile gebunden nachgewiesen werden (Knadler et al. 1986). Durch Diffusion gelangt Nizatidin in den Speichel. Dort gemessene Konzentrationen lagen bei ca. ⅓ des Plasmaspiegels (Knadler et al. 1986). Aufgrund der gleichmäßigen proportionalen Verteilung von Nizatidin zwischen Plasma und Speichel (Abb.3.22) ist es möglich, anhand der Speichelkonzentrationen ein nichtinvasives Drug-Monitoring zur eventuellen Kontrolle der Patienten-Compliance durchzuführen.

Ungefähr 35% des zirkulierenden Nizatidins ist an Plasmaproteine, fast ausschließlich an α_1-Glykoprotein, gebunden (Tabelle 3.17). Diese Bindung wird durch therapeutische Konzentrationen von Warfarin, Acetaminophen, Diazepam, Propranolol, Propanthelin oder Phenobarbital nicht beeinflußt (Knadler et al.

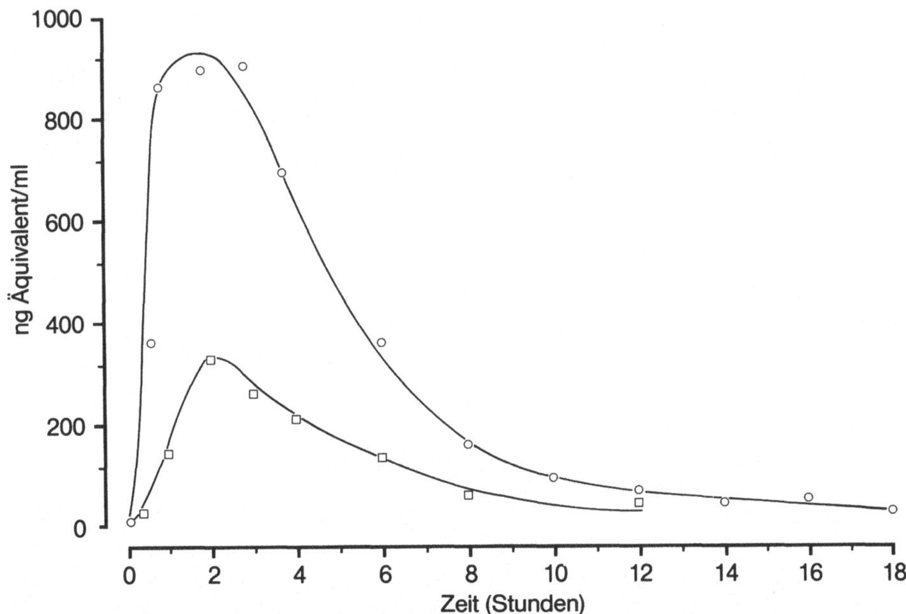

Abb.3.22. Mittelwerte der gesamten Radioaktivität im Plasma ○ und Speichel □ nach Gabe von 150 mg ^{14}C-Nizatidin. (Nach Knadler et al. 1986)

Tabelle 3.17. Bindung von Nizatidin an Plasmaproteine. (Nach Knadler et al. 1986)

Proteine	Bindung % *
Plasmakontrolle	36
Albumin (40 mg/ml)	4
α_1-Glykoprotein (0,93 mg/ml)	36
β-Lipoprotein (3 mg/ml)	2
γ-Globulin (7 mg/ml)	0
* NIZATIDIN-Plasma-Konzentration 600 – 610 ng/ml	

1986). Aufgrund unterschiedlicher pharmakokinetischer Studien weiß man, daß erst Plasmaeiweißbindungen von über 90% zu einer klinisch relevanten Verdrängung einer Substanz durch eine andere führen (Pippenger 1982).

Es gibt Hinweise, daß Nizatidin wie auch die anderen H_2-Rezeptor-Antagonisten beim Menschen die Plazentaschranke passieren kann. In-vitro-Untersuchungen an menschlicher Plazenta konnte zeigen, daß Cimetidin, Ranitidin und auch Nizatidin in geringem Ausmaß (ca. 10% in 4 h) wahrscheinlich per diffusionem vom maternalen in den fetalen Kreislauf gelangt (Schenker et al. 1986; Dicke et al. 1988).

Nizatidin tritt in sehr geringen Mengen in die Muttermilch über. Die Nizatidinmenge, die ein zu stillendes Kind über die Muttermilch aufnimmt, kann nicht exakt angegeben werden, da Variablen wie z. B. Zahl der Stillvorgänge, Volumen der aufgenommenen Milch und das Nizatidin Dosis-Regime für die Mutter das Ausmaß der kindlichen Nizatidin-Ingestion bestimmen. Nach der Untersuchung von Bergstrom et al. (1987a) scheint jedoch gesichert, daß signifikant weniger als 1% einer Nizatidindosis in die Brustmilch übergehen.

3.2.3 Metabolismus und Exkretion

Ungefähr 65% des oral verabreichten Nizatidins wurden unverändert im Urin wiedergefunden. Mittels zweidimensionaler HP-TLC konnten autoradiographisch mindestens 4 Metabolite nachgewiesen werden (Knadler et al. 1986). Hiervon am bedeutendsten ist mit einem Anteil von unter 7% an der Gesamtdosis das N_2-Monodesmethyl-Nizatidin (N_2MDMN). Dieser Metabolit besitzt mehr als die Hälfte der H_2-Rezeptor-Antagonisten-Aktivität des Nizatidins und hat eine geringgradig längere Halbwertszeit von ca. 3,6 h (Aronoff et al. 1986). Etwa 6% des Nizatidins wurden als Sulfoxid wiedergefunden. Dieser Metabolit bildet sich im Urin jedoch auch spontan aus Nizatidin, so daß nicht eindeutig der metabolisierte Anteil angegeben werden kann. Nizatidin-Sulfoxid besitzt keine H_2-Rezeptor-Antagonisten-Aktivität. Desweiteren entstehen noch 5% Nizatidin-N_2-oxid und 15% noch nicht identifizierte Metabolite mit jeweils weniger als 3% der Gesamtdosis (Abb. 3.23).

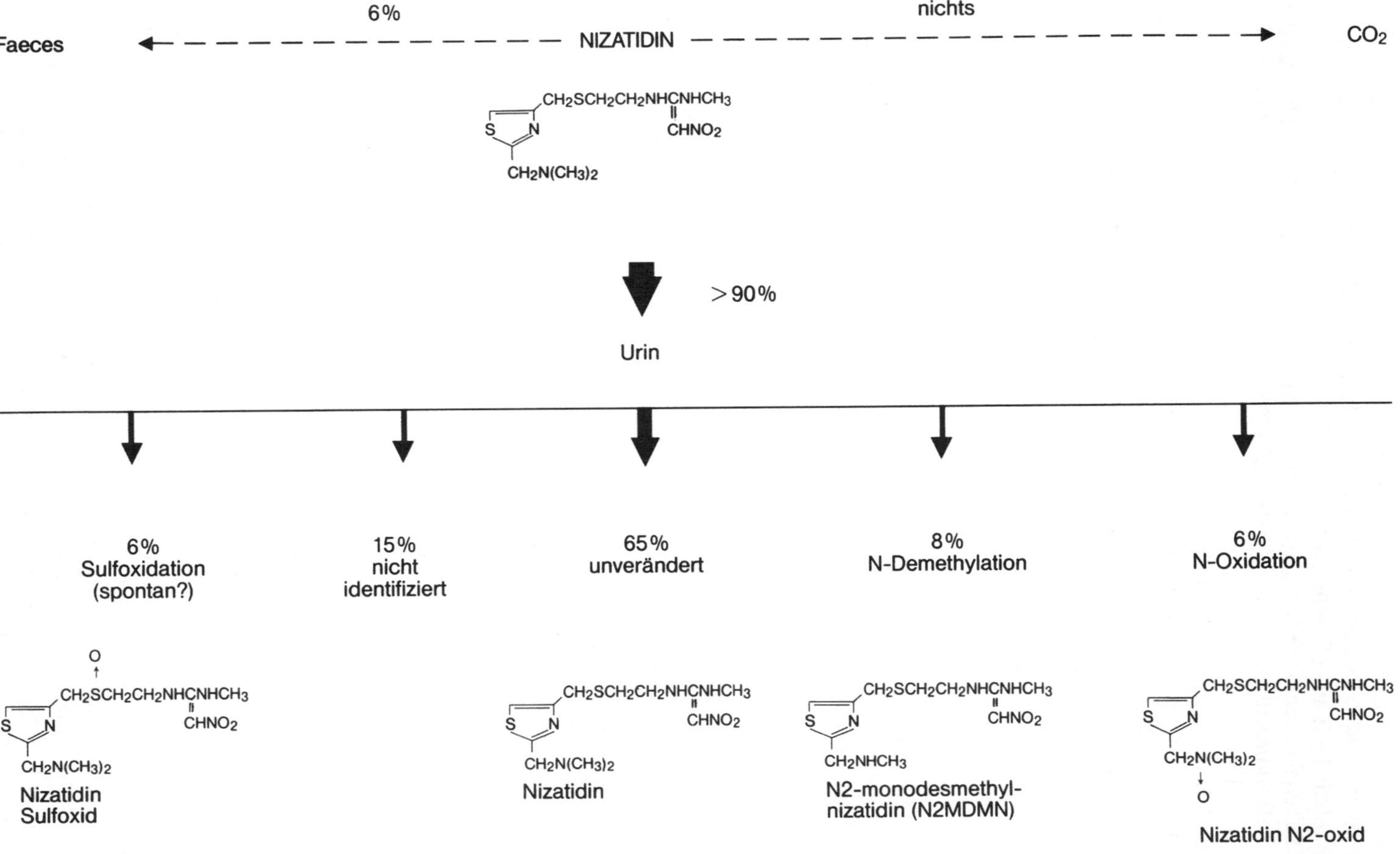

Abb. 3.23. Nizatidin-Metabolismus und -Exkretion. (Nach Knadler et al. 1986)

Nizatidin zeichnet sich durch eine hohe totale Plasmaclearance (Cl_{tot}) von ca. 800 ml/min (46 l/h) und eine entsprechend kurze Halbwertszeit ($t_{\frac{1}{2}}$) von durchschnittlich 1,6 h aus (Tabelle 3.18).

Die renale Clearance (Cl_{ren}) ist mit 500 ml/min (30 l/h) wesentlich höher als die normale glomeruläre Filtrationsrate (ca. 120 ml/min). Dies bedeutet, daß Nizatidin sowohl tubulär sezerniert als auch glomerulär filtriert wird (Knadler et al. 1986). Für die nichtrenale Clearance (Cl_{nren}) des Nizatidins (hepatische Clearance) wurden Werte von ca. 250 ml/min errechnet (Knadler et al. 1986 und 1987). Über 90% des oral oder i.v. verabreichten ^{14}C-Nizatidins wurden innerhalb von 12 h in den Urin ausgeschieden (Abb. 3.24), lediglich 6-7% wurden in den Fäzes wiedergefunden (Knadler et al. 1986). Eine Ausscheidung über die Ausatmungsluft oder Tränenflüssigkeit konnte nicht festgestellt werden (Abb. 3.23). Nach 12 h lagen die ^{14}C-Nizatidin-Plasmakonzentrationen unterhalb der Nachweisgrenze von 10 ng/ml. Radioaktiv markierte Substanz ließ sich längstens über 18 h nachweisen (Abb. 3.18). Dies spricht für eine etwas geringgradig längere Halbwertszeit der Metabolite (Knadler et al. 1986). Eine Kumulation des Nizatidins oder seiner Metabolite ist wegen der insgesamt raschen Elimination (nach 12 h sind im Plasma nur noch weniger als 10% der maximalen Konzentration vorhanden) bei 1 oder 2mal täglicher Dosierung nicht zu befürchten.

3.2.4 Pharmakokinetik bei älteren Patienten

Eine vergleichend durchgeführte pharmakokinetische Studie zwischen jüngeren (25-48 Jahre) und älteren (66-79 Jahre) Probanden erbrachte keinen wesentlichen Einfluß des höheren Alters auf die Pharmakokinetik des Nizatidins (Callaghan et al. 1986 und 1987a). In beiden Gruppen waren die maximalen Plasmakonzentrationen, t_{max}-Werte und Verteilungsvolumia (1,3 vs. 1,2 l/kg) im wesentlichen identisch. Ebenfalls keine Unterschiede zeigten sich in der nichtrenalen Clearance. Die mittlere Halbwertszeit war um 20% verlängert (1,6 vs. 1,9 l/h), die renale und Plasmaclearance waren geringfügig erniedrigt (Tabelle 3.18). Die geringere Eliminationsrate steht in einem direkten linearen Verhältnis zur verminderten Nierenfunktion der älteren Menschen (Callaghan et al. 1987a). Eine Dosisreduktion beim alten Menschen per se muß nicht empfohlen werden.

3.2.5 Pharmakokinetik bei eingeschränkter Nierenfunktion

Eine Verschlechterung der Nierenfunktion führt wie bei den anderen H_2-Rezeptor-Antagonisten auch beim Nizatidin zu einer Beeinträchtigung der Eliminationsrate. Untersuchungen an Patienten mit eingeschränkter Nierenfunktion zeigten, daß die Nizatidin-Plasmaclearance proportional zur Kreatininclearance abnimmt (Abb. 3.25). Eine umfangreiche Studie an 20 Patienten mit unterschiedlich eingeschränkter Nierenfunktion ergab, daß es mit zunehmender Niereninsuffizienz zu einer Verlängerung der Halbwertszeit von durchschnittlich 1,6 bis auf 5,3 h kommt (Tabelle 3.18) (Aronoff 1986a). In funktionell anephrischen Patienten ($Cl_{Cr} <$ 10 ml/min/1,7 m^2) wird im Vergleich zu Nierengesunden ($Cl_{Cr} >$ 90 ml/min/

Tabelle 3.18. Mittlere Halbwertszeit $t_{1/2}$, totale Clearance Cl_{tot}, renale Clearance Cl_{ren} und nichtrenale Clearance Cl_{nren} bei Probanden, älteren Menschen und Patienten mit eingeschränkter Nierenfunktion oder kompensierter Leberzirrhose. (Nach Aronoff 1986a; Callaghan et al. 1987 und 1987a)

	Appli-kation	$t_{1/2}$ (h)	$Cl_{tot.}$ (l/h)	Cl_{ren} (l/h)	Cl_{nren} (l/h)
Probanden $Cl_{cr} > 90$ ml/min/1,7 m^2 $Cl_{cr} > 90$ ml/min/1,7 m^2	oral i.v.	1,6±0,1 1,5±0,2	42,5± 6,5 44,5± 4,8	27,1±3,6 33,5±5,2	15,4± 5,3 10,9± 6,2
ältere Menschen $Cl_{cr} \geq 78$ ml/min/1,7 m^2	oral	1,9±0,3	**32,0± 5,8***	**18,6±6,3***	13,6± 5,6
eingeschränkte Nierenfunktion Cl_{cr} 50–75 ml/min/1,7 m^2 Cl_{cr} 10–49 ml/min/1,7 m^2 $Cl_{cr} <$ 10 ml/min/1,7 m^2 $Cl_{cr} <$ 10 ml/min/1,7 m^2	oral oral oral i.v.	2,1±0,3 4,1±0,7 5,3±2,4 6,9±3,3	24,0±19,0 15,3± 3,5 11,9± 2,0 8,8± 0,9	3,3±3,4 3,6±1,5 – –	20,7±22,4 11,7± 3,9 ND ND
kompensierte Leberzirrhose	oral	2,1±0,4	34,4±11,0	19,9±6,2	14,6± 6,3

* $p \leq 0,002$ vs. $Cl_{cr} > 90$ ml/min/1,7 m^2

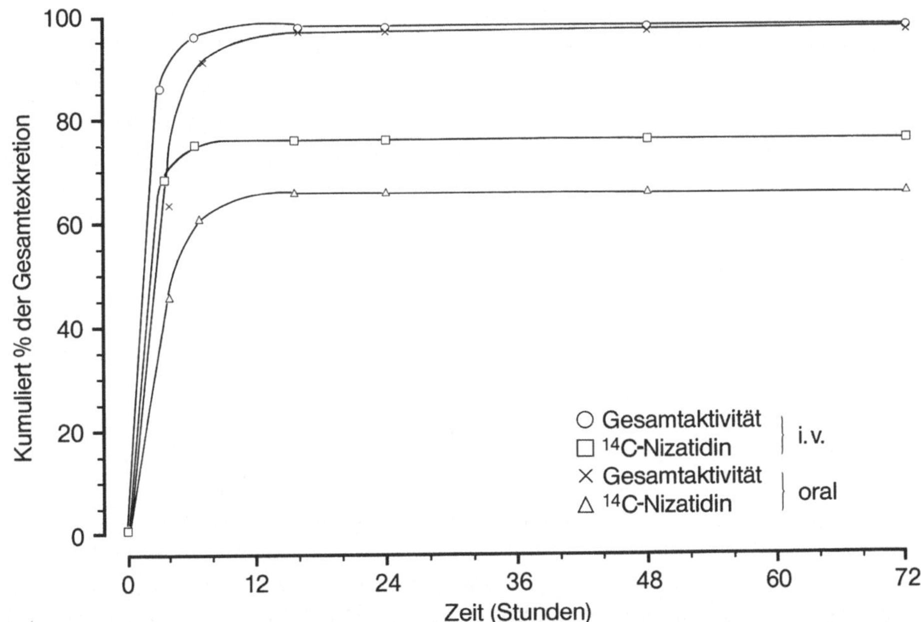

Abb. 3.24. Mittlere Ausscheidung an Gesamtaktivität und ^{14}C-Nizatidin nach Gabe von 150 mg ^{14}C-Nizatidin i.v. und oral. (Nach Knadler et al. 1986)

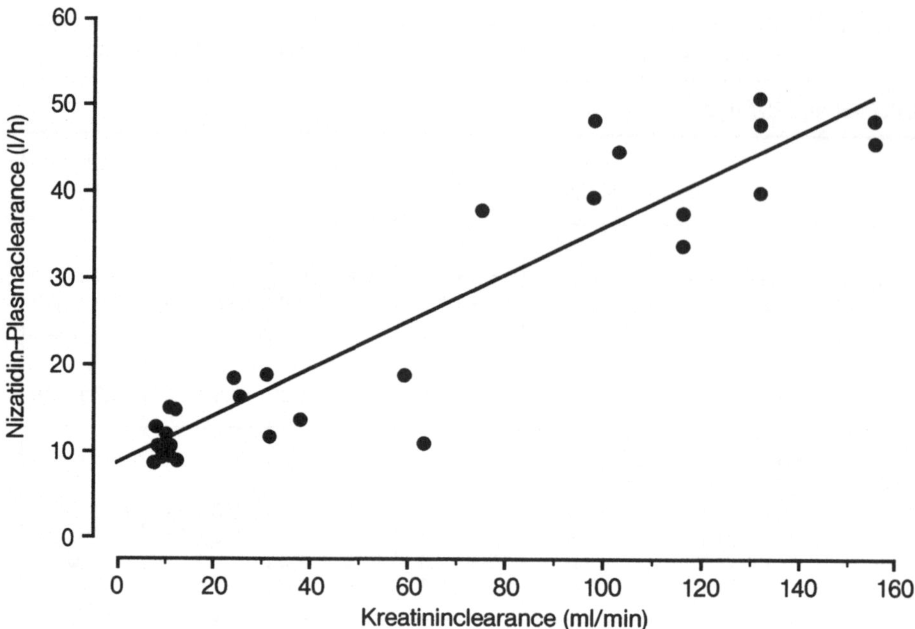

Abb. 3.25. Zusammenhang zwischen Nizatidin-Plasmaclearance und der Kreatininclearance. (Nach Aronoff 1986a)

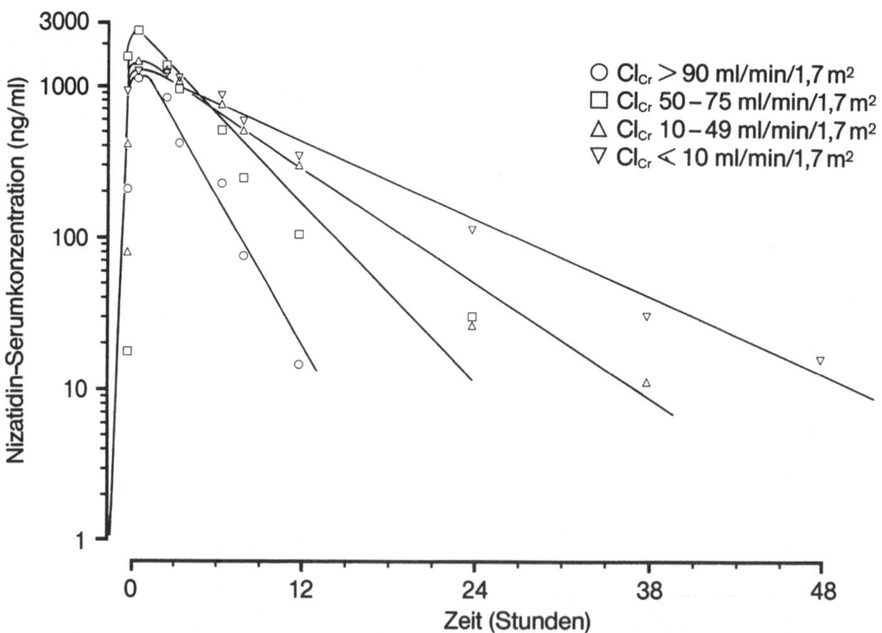

Abb. 3.26. Semilogarithmische Darstellung der Serumkonzentrationskurven von Nizatidin nach oraler Gabe von 150 mg, bei Patienten mit unterschiedlich ausgeprägter Niereninsuffizienz. (Nach Aronoff 1986a, unveröffentlichte Daten)

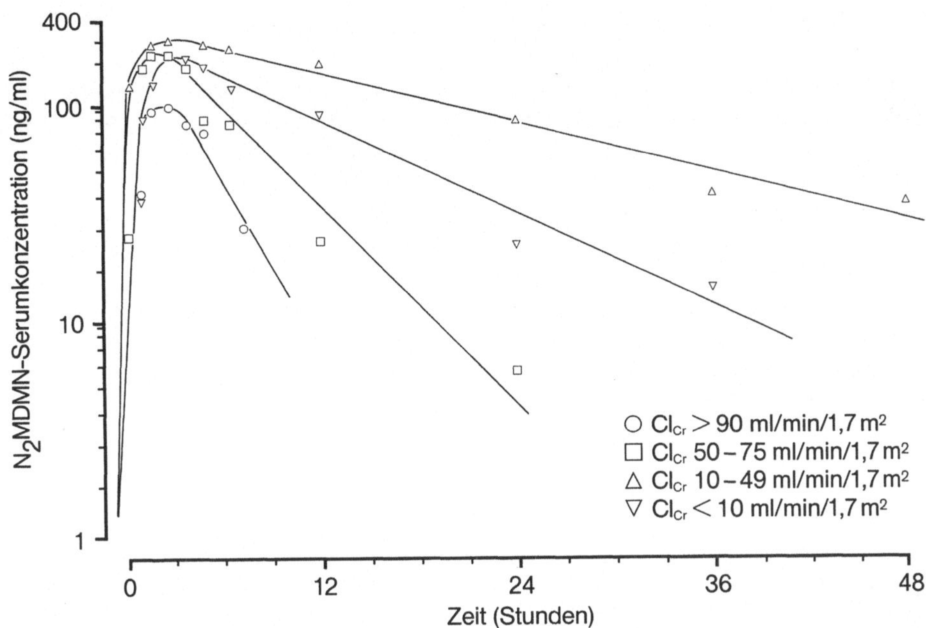

Abb. 3.27. Semilogarithmische Darstellung der Serumkonzentrationskurven von N_2-mono-desmethyl-Nizatidin (N_2MDMN) nach oraler Gabe von 150 mg Nizatidin bei unterschied-lich ausgeprägter Niereninsuffizienz. (Nach Aronoff 1986a, unveröffentlichte Daten)

1,7 m²) die Zeit bis zum Erreichen der maximalen Plasmakonzentration (t_{max}) län-ger ($1,9 \pm 1,4$ vs. $1,0 \pm 0,0$ h) und die maximale Plasmakonzentration (C_{max}) höher (1780 ± 508 vs. 1197 ± 301 ng/ml) (Abb. 3.26). Die absolute Bioverfügbarkeit von Nizatidin, errechnet aus den AUC-Werten oral vs. i.v., nahm bei Patienten mit kompletter Niereninsuffizienz bis auf 75% ab. Dies läßt die Vermutung zu, daß es bei anephrischen Patienten zu einer Verringerung der Resorptionsrate des H_2-Blockers um ca. 25% kommt.

Studien von Aronoff (1986a) konnten zeigen, daß es mit zunehmender Nieren-insuffizienz zu einer Erhöhung des prozentualen Anteils des Metaboliten N_2-monodesmethyl-Nizatidin (N_2MDMN) von weniger als 10% auf ca. 30% mit entsprechender Veränderung der Plasma-Konzentrationskurven kommt (Abb. 3.27). Hierbei handelt es sich offensichtlich sowohl um eine Verminderung der Eli-mination als auch um eine Zunahme der Bildungsrate des N_2MDMN.

Aufgrund obiger Daten ist eine Dosisreduktion von Nizatidin erst bei einer Kreatininclearance von unter 40 ml/min bzw. Serum-Kreatininwerten von über 2,5 mg/100 ml notwendig.

Durch Dialyse wird sowohl Nizatidin als auch N_2MDMN aus dem Plasma ent-fernt. Für Nizatidin wurde eine Dialyseclearance von 35 ml/min und für N_2MDMN von 50 ml/min bestimmt (Aranoff 1986a). Die Nizatidingabe sollte dem Dialyseschema angepaßt werden. Am besten gibt man 150 mg nach jeder Dialyse.

3.2.6 Pharmakokinetik bei kompensierter Leberinsuffizienz

Die Plasmakonzentrationskurven von Nizatidin bei Patienten mit kompensierter Leberzirrhose unterscheiden sich nicht von denen gesunder Probanden (Abb. 3.28). In einer vergleichenden randomisierten Studie wurde die Pharmakokinetik des Nizatidins an 8 Patienten mit klinisch kompensierter Leberzirrhose (6 davon histologisch gesichert) untersucht (Callaghan et al. 1987). Nach Gabe von 150 mg Nizatidin zeigte sich keine wesentliche Veränderung der Eliminationsrate des Nizatidins (Tabelle 3.18). Daraus ist zu schließen, daß bei kompensierter Leberzirrhose eine Änderung der Dosierung nicht erforderlich ist. Wie bei jeder medikamentösen Behandlung sollte auch Nizatidin bei schwerer Leberfunktionsstörung, insbesondere bei gleichzeitig bestehender Niereninsuffizienz, nur mit Vorsicht angewandt werden.

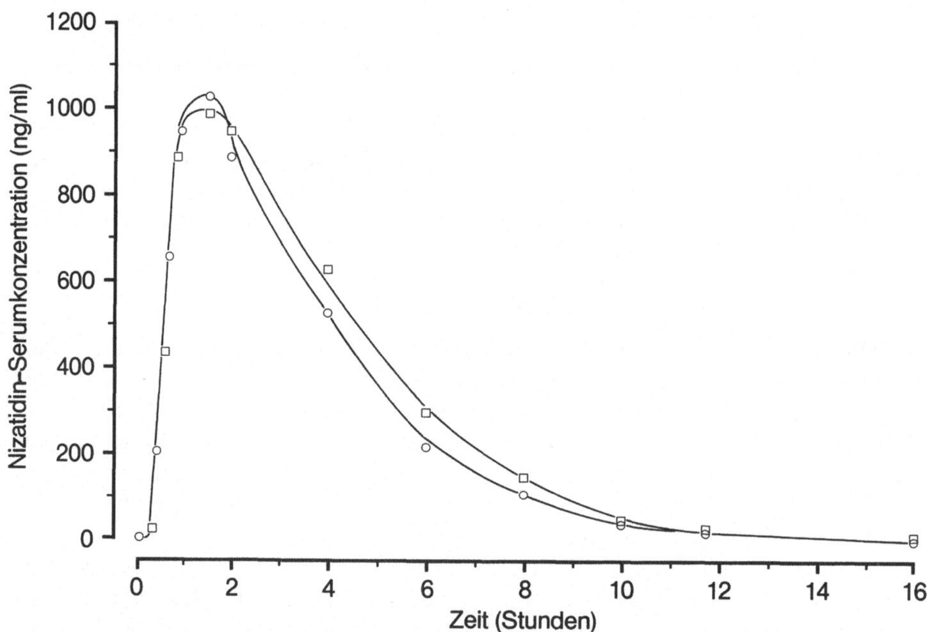

Abb. 3.28. Serumkonzentrationskurven für Nizatidin 150 mg bei gesunden Probanden O und bei Patienten mit kompensierter Leberinsuffizienz ☐. (Nach Lasseler 1986, unveröffentlichte Daten)

4 Klinik

4.1 Klinische Studien

1981 wurden erstmals klinische Studien mit Nizatidin durchgeführt. Es konnte nachgewiesen werden, daß die Einmalgabe von 300 mg am Abend die gleiche Wirksamkeit zeigt wie die Gabe von 2 × tgl. 150 mg. Die Einmalgabe ist nicht nur Vorteilhaft für die Compliance, sondern sie ermöglicht auch die Magensäuresekretion am folgenden Tag weitgehend unbeeinflußt zu lassen. Dieses Therapiekonzept wurde für Nizatidin bis Ende 1988 weltweit an ca. einer Million Patienten mit peptischen Ulzera erfolgreich angewandt. An mehr als 4800 Patienten wurden mit Nizatidin kontrollierte klinische Studien zum Wirksamkeitsnachweis und zur Ermittlung der Verträglichkeit durchgeführt.

4.1.1 Behandlung des akuten Ulcus duodeni

Mit Nizatidin wurden beim akuten Ulcus duodeni bisher 5 multizentrische, randomisierte endoskopisch kontrollierte Doppelblindstudien durchgeführt (Tabelle 4.1 und 4.2). Insgesamt wurden ca. 2800 Patienten in 4 US-amerikanischen und einer europäischen Multicenterstudie nach weitgehend einheitlichem Protokoll untersucht. Als Bewertungskriterien für die Effektivität der Ulkustherapie wurden u. a. die Parameter Ulkusabheilung, Besserung der Ulkusschmerzen und der Antazidaverbrauch herangezogen.

4.1.1.1 Placebo-kontrollierte Studien

In einer Pilotstudie an 41 Patienten konnte erstmals für Nizatidin (2 × 150 mg) gezeigt werden, daß die Ulkusabheilungsraten bei guter allgemeiner Verträglichkeit sowohl nach 2,4 als auch nach 8 Wochen im Vergleich zu Placebo signifikant höher lagen (Levendoglu et al. 1986 und 1986 a)

Diese Befunde konnten dann in einer US-Multicenterstudie an 555 Ulcus-duodeni-Patienten bestätigt werden (Offen et al. 1986 a; Cloud 1987 b). Die Patienten erhielten entweder 2 × tgl. 150 mg Nizatidin oder Placebo. Nach 4 Wochen betrug die Heilungsrate für die mit Nizatidin behandelten Patienten 76% im Gegensatz zu 39% in der Placebogruppe. Frequenz und Stärke der Abdominalschmerzen und die Höhe des zusätzlichen Antazidakonsums waren unter Nizatidin signifikant niedriger.

Tabelle 4.1. Plazebo-kontrollierte Nizatidinstudien beim akuten Ulcus duodeni

Autor (Land)	Nizatidin			Placebo		Behandl.-dauer (Wochen)	Signifik.
	Pat.-zahl	Dosierung (pro Tag)	Heilungs-rate	Pat.-zahl	Heilungs-rate		
Levendoglu et al. [1986] Multicenter (US)	21	150 mg b.i.d.	38 % 74 % 82 %	20	25 % 37 % 50 %	2 4 8	p < 0,05 p < 0,05
Offen et al. [1986a] Multicenter (US)	276	150 mg b.i.d.	35 % 76 %	279	21 % 39 %	2 4	p < 0,001 p < 0,001
Dyck et al. [1987] Multicenter (US)	103 106 108	25 mg b.i.d. 150 mg b.i.d. 300 mg nocte	22 % 50 % 27 % 68 % 23 % 67 %	101	10 % 29 %	2 4 2 4 2 4	p < 0,02 p < 0,02 p < 0,02 p < 0,02 p < 0,02 p < 0,02
Cloud et al. [1986] Multicenter (US)	94 92	100 mg nocte 300 mg nocte	22 % 54 % 77 % 24 % 61 % 82 %	98	14 % 33 % 49 %	2 4 8 2 4 8	p < 0,05 p < 0,05 p < 0,05 p < 0,05 p < 0,05 p < 0,05

In einer weiteren kontrollierten Studie an 418 Patienten lagen die Abheilungsraten aller drei mit unterschiedlicher Nizatidindosis behandelter Patientengruppen (2×25 mg, 2×150 mg und 1×300 mg abends) ebenfalls signifikant über denen der Placebokontrollgruppe (Dyck et al. 1987; Cloud et al. 1986b; Offen et al. 1986). 2×150 mg und 1×300 mg waren nach 4 Wochen auch der Behandlung mit 2×25 mg signifikant überlegen. Sowohl hinsichtlich der Abheilungsraten (Tabelle 4.1) als auch der Linderung ulkusbedingten Schmerzen (Abb. 4.1) erwiesen sich 300 mg Nizatidin am Abend als äquieffektiv mit 2×150 mg Nizatidin. Beide führten im Vergleich zu Placebo zu einem signifikant rascheren Rückgang des zusätzlichen Antazidabedarfs (Abb. 4.2) und der Ulkussymptomatik. Nichtraucher hatten im Vergleich zu Rauchern nach 4 Wochen Behandlung signifikant höhere Abheilungsraten (p < 0,002).

Im Hinblick auf die für den Ulkuspatienten so wichtige Schmerzlinderung konnte in einer placebo-kontrollierten Vergleichsstudie gezeigt werden, daß 300 mg Nizatidin im Vergleich zu 100 mg Nizatidin am Abend eine signifikant schnellere Reduktion der Schmerzen bewirkten (Cloud et al. 1986; Gledhill et al. 1983). In bezug auf die Ulkusabheilung zeigte sich für 100 bis 300 mg Nizatidin im Vergleich zu Placebo jedoch nicht untereinander ein signifikanter Unterschied (Tabelle 4.1).

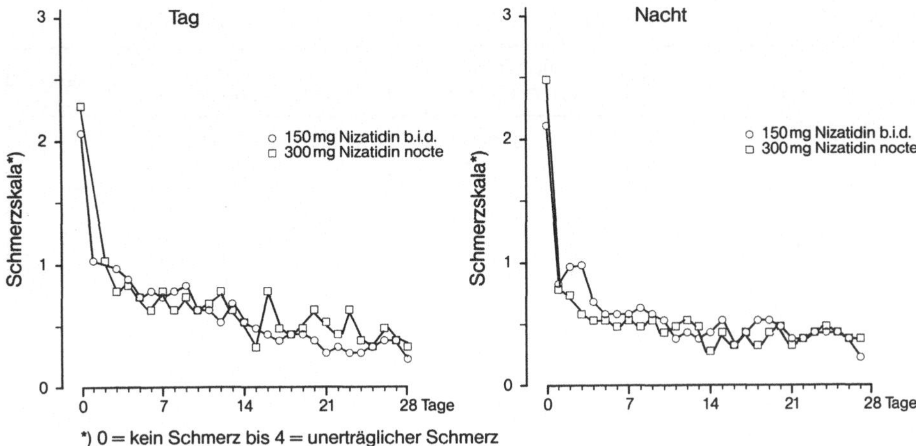

Abb. 4.1. Rückgang der epigastrischen Schmerzen unter Nizatidin 150 mg b. i. d. oder 300 mg nocte (US-Multicenter-Studie 1985, unveröffentlichte Daten)

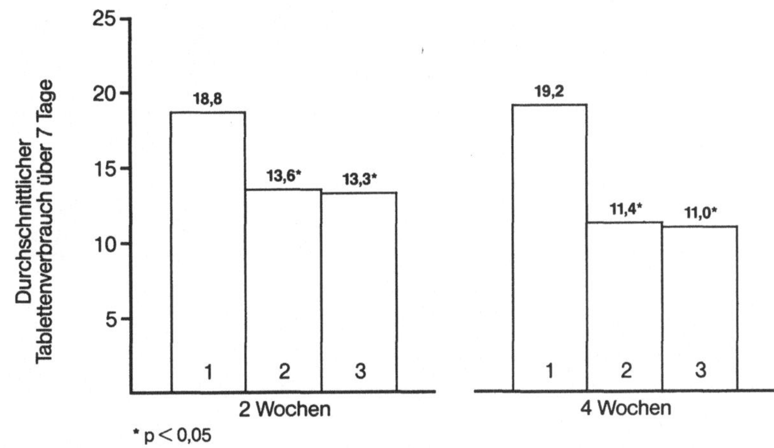

Abb. 4.2. Mittlerer Antazidaverbrauch unter Nizatidin im Vergleich zu Placebo. (Nach Dyck et al. 1987)

4.1.1.2 Standard-kontrollierte Studien

In 7 europäischen Ländern wurde an 1705 Patienten eine randomisierte Vergleichsstudie mit abendlicher Gabe von 300 mg Nizatidin oder 300 mg Ranitidin durchgeführt (Tabelle 4.2) (Bovero et al. 1987; Devis et al. 1987; Simon et al. 1987; Reichel et al. 1987; Pace et al. 1988). Hinsichtlich der demographischen Daten wie Alter, Geschlecht, Dauer der Ulkuserkrankung, Rauchgewohnheiten und der gastroskopischen Ausgangsbefunde (Ulkusgröße, Begleitgastritis etc.) bestanden

Tabelle 4.2. Standard-kontrollierte Nizatidinstudien beim akuten Ulcus duodeni

Autor (Land)	Nizatidin 300 mg nocte		Ranitidin 300 mg nocte		Behandl.-dauer (Wochen)
	Pat.-zahl	Heilungs-rate	Pat.-zahl	Heilungs-rate	
Devis et al. [1987] Multicenter (Europa) n = 1705 $\bar{x}$ = 46 J. 72 % ♂	856	74 % 87 %	849	74 % 88 %	4 8
Deutschland	183	87 % 92 %	184	90 % 96 %	4 8
Holland	78	77 % 92 %	81	72 % 91 %	4 8
Italien	371	74 % 89 %	363	75 % 89 %	4 8
Österreich	89	69 % 88 %	99	66 % 81 %	4 8
Norwegen	9	67 % 83 %	9	58 % 83 %	4 8
Frankreich	53	68 % 81 %	42	68 % 76 %	4 8
Belgien	84	51 % 71 %	82	57 % 73 %	4 8

zwischen den beiden Gruppen keine Unterschiede. Nach 4 Wochen waren sowohl unter Nizatidin- als auch Ranitidinbehandlung 74% und nach 8 Wochen 87% bzw. 88% der Ulzera abgeheilt (Abb. 4.3). Auffallend ist ein bereits aus anderen Studien her bekannter Unterschied in der Abheilungsrate zwischen den einzelnen europäischen Ländern (Tabelle 4.2). Der Grund hierfür ist zur Zeit noch unklar. Diskutiert werden u. a. ethnologische, nutritive, Umwelt- und Gesundheitssystem-spezifische Unterschiede. Nächtlicher epigastrischer Schmerz und Antazidakonsum nahmen in beiden Gruppen signifikant ab (Abb. 4.4 und 4.5). Nach 14 Tagen waren bereits 60% der Patienten unter Therapie mit Nizatidin vollständig beschwerdefrei. Zwischen den Rauchern und Nichtrauchern der beiden Gruppen fanden sich bezüglich der Abheilungsraten keine Unterschiede. Die Gesamtheilungsrate (Ranitidin- und Nizatidinpatienten gepoolt) ist bei starken Rauchern geringgradig, jedoch signifikant niedriger (Tabelle 4.3). Die Ulkusgröße hatte einen wesentlichen Einfluß auf die Heilungsdauer. Alter, Geschlecht und Alkoholkonsum führten zu keiner Veränderung der Abheilungsraten.

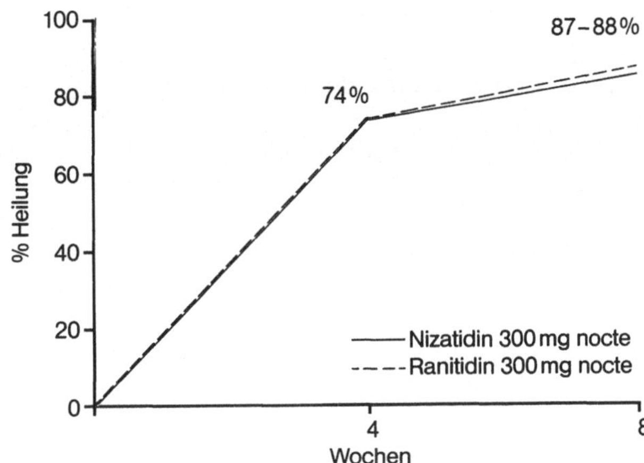

Abb. 4.3. Ulcus-duodeni-Abheilungsrate der europäischen Multicenterstudie. (Nach Devis 1987)

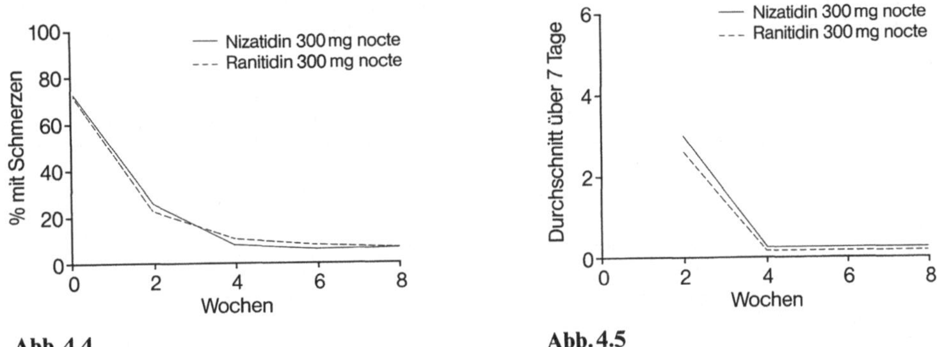

Abb. 4.4   **Abb. 4.5**

Abb. 4.4. Rückgang der nächtlichen epigastrischen Schmerzen beim Ulcus duodeni unter Nizatidin- oder Ranitidinbehandlung. (Nach Devis 1987)

Abb. 4.5. Mittlerer wöchentlicher Antazidaverbrauch. (Nach Devis 1987)

Tabelle 4.3. Einfluß des Rauchens auf die Ulkusabheilung. (Nach Devis 1987)

Wochen	Nichtraucher (n = 753)	Schwache Raucher ≦ 20 Zig./Tag (n = 437)	Starke Raucher ≧ 20 Zig./Tag (n = 514)	Signifikanz
4	78 %	75 %	68 %	≦ 0,001
8	90 %	87 %	83 %	≦ 0,001

4.1.2 Behandlung des akuten Ulcus ventriculi

4.1.2.1 Placebo-kontrollierte Studien

Eine US-amerikanische placebo-kontrollierte Multicenterstudie an ca. 180 Patienten mit benignem Ulcus ventriculi ist bisher noch nicht vollständig ausgewertet. 300 mg Nizatidin abends sowie 150 mg Nizatidin 2 × tgl. wurden mit Placebobehandlung verglichen.

4.1.2.2 Standard-kontrollierte Studien

494 Patienten mit akutem Ulcus ventriculi aus 6 europäischen Ländern wurden in einer randomisierten endoskopisch kontrollierten Doppelblindstudie über 8 Wochen untersucht (Porro et al. 1987). In dieser Studie wurde die Effektivität und Sicherheit von Nizatidin als Einzeldosis (300 mg abends) oder 2 × tgl. (150 mg) mit 150 mg Ranitidin 2 × tgl. verglichen (Tabelle 4.4). Ausgeschlossen waren Patienten mit multiplen Ulzera, klinisch signifikanter gastrointestinaler Blutung, Pylorusstenose, ernsthafter systemischer Erkrankung, und Patienten, die

Tabelle 4.4. Standard-kontrollierte Nizatidinstudien beim akuten Ulcus ventriculi

Autor (Land)	Nizatidin 150 mg b.i.d.		Nizatidin 300 mg nocte		Ranitidin 300 mg nocte		Behandl.-dauer (Wochen)
	Pat.-zahl	Heilungs-rate	Pat.-zahl	Heilungs-rate	Pat.-zahl	Heilungs-rate	
Porro et al. [1987] Multicenter (Europa) n = 494 x̄ = 54 J. 61 % ♂	165	61 % 84 %	165	59 % 81 %	164	62 % 85 %	4 8
Deutschland	83	60 % 84 %	80	60 % 85 %	79	58 % 84 %	4 8
Holland	22	64 % 91 %	24	71 % 83 %	25	68 % 96 %	4 8
Italien	36	64 % 89 %	36	50 % 78 %	35	77 % 89 %	4 8
Frankreich	15	71 % 79 %	16	63 % 69 %	15	40 % 60 %	4 8
England	6	(50 %) (67 %)	6	(50 %) (67 %)	7	(43 %) (86 %)	4 8
Belgien	3	(33 %) (66 %)	3	(33 %) (66 %)	3	(100 %) (100 %)	4 8

unter ulzerogener oder spezifischer ulkusprotektiver Therapie standen. Die Abheilungsraten nach abendlicher Einnahme von 300 mg Nizatidin erwiesen sich als nicht signifikant unterschiedlich zur Behandlung mit 2 × tgl. 150 mg Nizatidin oder Ranitidin. Nach 4 Wochen waren 59%, 61% bzw. 62% und nach 8 Wochen 81%, 84% bzw. 85% der Ulzera abgeheilt (Abb. 4.6). Diese Ergebnisse belegen, daß auch in der Therapie des akuten Ulcus ventriculi die compliance-freundlichere und physiologisch sinnvollere Behandlung der „Einmal-Gabe" von 300 mg Nizatidin am Abend äquipotent mit der 2 × täglichen Gabe von 150 mg ist. Neben der raschen Schmerzbefreiung fand sich entsprechend auch ein deutlicher Rückgang des zusätzlichen Antazidabedarfs (Abb. 4.7 und 4.8). Auffallend war die Tendenz, daß Raucher nach 2 × tgl. Gabe des H_2-Blockers geringgradig höhere Abheilungsraten aufwiesen als nach 1 × abendlicher Applikation (Naccaratto et al. 1987). Die klinische Relevanz dieser Beobachtung ist aufgrund des kleinen untersuchten Kollektivs z. Z. noch unklar.

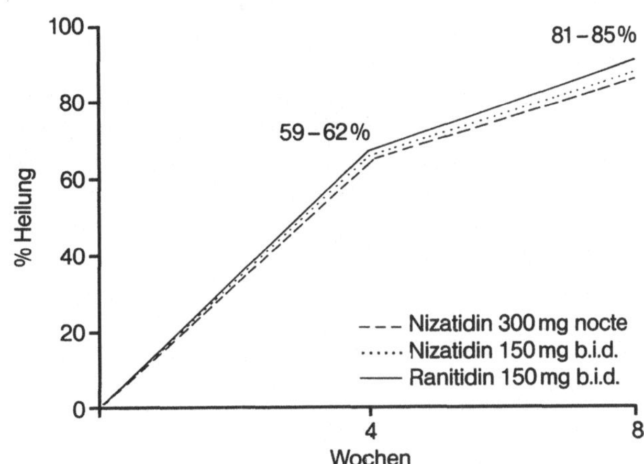

Abb. 4.6. Ulcus-ventriculi-Abheilungsrate der europäischen Multicenterstudie bei 494 Patienten. (Nach Porro et al. 1987)

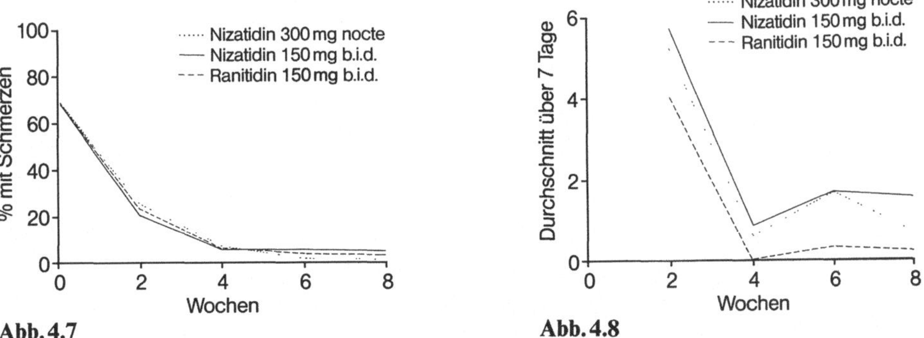

Abb. 4.7   **Abb. 4.8**

Abb. 4.7. Rückgang der nächtlichen epigastrischen Schmerzen beim Ulcus ventriculi unter Nizatidin- oder Ranitidinbehandlung. (Nach Porro et al. 1987)

Abb. 4.8. Mittlerer wöchentlicher Antazidaverbrauch. (Nach Porro et al. 1987)

4.1.3 Behandlung des chronischen Ulcus duodeni (Rezidivprophylaxe)

Verlaufsbeobachtungen nach vollständiger Abheilung des akuten peptischen Ulkus haben gezeigt, daß Ulcera ventriculi zwischen 50% und 75% und Ulcera duodeni bis zu 90% zumeist innerhalb des ersten Jahres rezidivieren. Als prognostisch ungünstig hat sich hierbei fortgesetzter Nikotinkonsum erwiesen (Demling und Domschke 1984). Infolge rezidivierender Ulzera kommt es in zunehmendem Maße zu Komplikationen wie Blutungen, Perforationen oder der Entwicklung einer Pylorusstenose. Diese Beobachtungen belegen eindrucksvoll die große Bedeutung einer konsequent durchgeführten Rezidivprophylaxe sowohl aus medizinischer Sicht als auch aus Kostengründen.

4.1.3.1 Placebo-kontrollierte Studien

Eine placebo-kontrollierte Doppelblindstudie an 513 Patienten konnte eindeutig die Wirksamkeit von 150 mg Nizatidin am Abend in der Prophylaxe der chronischen Ulkus-duodeni-Erkrankung belegen (Cerulli et al. 1987). In diese Studie wurden nur Patienten mit vollständig abgeheiltem Ulcus duodeni aufgenommen. Ausgeschlossen waren Patienten mit anamnestisch bekannten Ulkuskomplikationen oder Zustand nach Magenoperation. Die gleichzeitige Einnahme von ulzerogenen Medikamenten während der Studie war nicht erlaubt. 3, 6 und 12 Monate nach Studienbeginn erfolgte die endoskopische Kontrolle. Zwischen der Nizatidin- und Placebogruppe zeigte sich ein signifikanter ($p < 0{,}001$) Unterschied in der

Tabelle 4.5. Placebo- und standard-kontrollierte Nizatidinstudien bei der Rezidivprophylaxe der chronischen Ulcus-duodeni-Erkrankung

Autor (Land)	Nizatidin			Vergleichssubstanz			Behandl.-dauer (Monate)
	Pat.-zahl	Dosierung (mg)	Rezidiv-rate	Pat.-zahl	Dosierung (mg)	Rezidiv rate	
Cerulli et al. [1987] Multicenter (US) n = 513 74 % ♂ x̄ = 45 J.	257	150 nocte	13 %* 24 %* 34 %*	256	Placebo	40 % 57 % 64 %	3 6 12
Mitchell et al. [1987] Multicenter (Europa) n = 354 70 % ♂ x̄ = 49 J.	177	150 nocte	4,5 % 7,1 % 18,9 % 18,9 % 19,8 % 27,5 %	177	Ranitidin 150 nocte	1,7 % 3,5 % 11,2 % 14,1 % 16,4 % 22,3 %	2 4 6 8 10 12

* $p < 0{,}001$ vs. Placebo

Ulkusrezidivrate sowohl nach 3, 6 als auch 12 Monaten (Tabelle 4.5). Die kumulative Ulkusrezidivrate innerhalb 1 Jahres ergab nach „Intent-to-treat"-Analyse unter Nizatidinbehandlung lediglich 22% Rezidive im Gegensatz zu 44% unter Placebo (Abb. 4.9). Alkoholkonsum hatte keinen Einfluß auf die Rezidivrate. Sowohl bei Rauchern (Abb. 4.10) als auch bei Patienten mit einer Ulkusanamnese von über 5 Jahren kam es signifikant häufiger zum Auftreten eines Rezidivulkus.

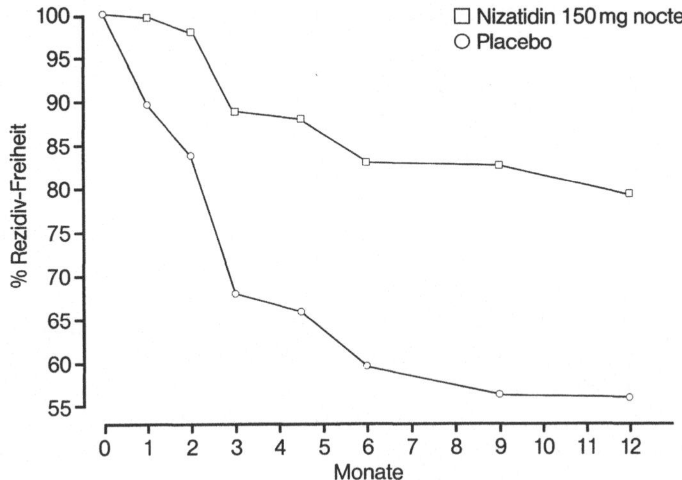

Abb. 4.9. Prozent Rezidivfreiheit („Intent-to-treat"-Analyse) unter 150 mg Nizatidin am Abend im Vergleich zu Placebo. (Nach Cerulli et al. 1987)

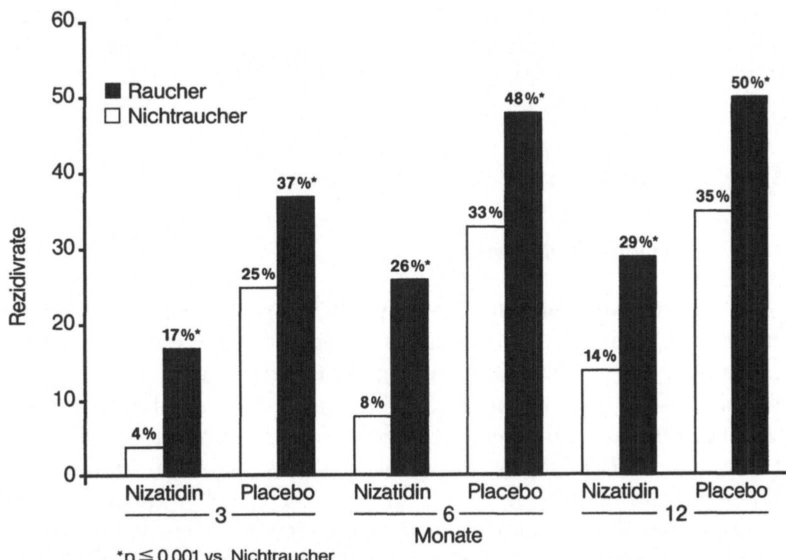

Abb. 4.10. Einfluß des Rauchens auf die Rezidivrate unter Nizatidin im Vergleich zu Placebo („Intent-to-treat"-Analyse). (Nach Cerulli 1987)

Ebenfalls trat signifikant häufiger bei Männern (24% Nizatidin, 50% Placebo) als bei Frauen (16% Nizatidin, 26% Placebo) ein Ulkusrezidiv auf. Ein Großteil der Ulkusrezidive erwies sich als asymptomatisch. Die Ergebnisse bestätigen die bisherigen Erkenntnisse, daß bei der chronischen Ulkuserkrankung einer konsequenten Rezidivprophylaxe über mindestens 1 Jahr sinnvoll erscheint (Wormsley 1982).

4.1.3.2 Standard-kontrollierte Studien

In einer zweiten randomisierten Multicenterstudie wurde Nizatidin in der Effektivität der Rezidivprophylaxe mit Ranitidin bei 354 Patienten aus 6 europäischen Ländern verglichen (Mitchell et al. 1987). Die Ein- und Ausschlußkriterien waren dieselben wie in der placebo-kontrollierten Studie. Jeweils 177 Patienten erhielten 1 Jahr lang entweder 150 mg Nizatidin oder Ranitidin am Abend. Alle 2 Monate erfolgte eine klinische Untersuchung und bei entsprechenden Beschwerden auch endoskopische Kontrollen. Ansonsten wurde erst nach 6 und 12 Monaten eine routinemäßige gastroskopische Kontrolle durchgeführt. Das Durchschnittsalter sämtlicher Patienten betrug 49 Jahre, 70% waren Männer. Nach 12 Monaten („Intent-to-treat"-Analyse) hatten lediglich 27% der mit Nizatidin und 22% der mit Ranitidin behandelten Patienten ein erneutes Rezidiv (Tabelle 4.5). Üblicherweise kommt es ohne prophylaktische Therapie zu einer 60– bis 80%igen Rezidivrate, unabhängig welches Medikament bei der Behandlung des akuten Ulcus duodeni verwandt wurde (Hentschel et al. 1987). Auch bei der Analyse der Interimsergebnisse nach 2, 4, 6, 8 und 10 Monaten konnte zwischen Nizatidin und Ranitidin kein signifikanter Unterschied in der Rezidivrate gefunden werden. Die Analyse der Nebenwirkungsmeldungen (sowohl der laborchemischen als auch klinischen Parameter) zeigte ebenfalls keine Unterschiede zwischen beiden H_2-Rezeptor-Antagonisten. Zusammenfassend erwies sich Nizatidin sowohl in der Effektivität als auch in der Verträglichkeit als äquipotent mit Ranitidin und stellt somit eine neue Alternative in der Therapie der chronischen Ulcus-duodeni-Erkrankung dar.

4.2 Sicherheits- und Nebenwirkungsprofil

4.2.1 Allgemeine Nebenwirkungen

Im Rahmen kontrollierter klinischer Prüfungen erhielten mittlerweile über 4.800 Patienten Nizatidin. Zum Zeitpunkt der Abfassung dieser Übersicht waren in den Ländern, in denen Nizatidin bereits im Handel war, ca. 1 Million Patienten mit diesem H_2-Rezeptor-Antagonisten behandelt worden. Dokumentierte Erfahrungen liegen bis zu 1 Jahr Behandlungsdauer vor. Zusammenfassend ergibt sich eine den neueren H_2-Rezeptor-Antagonisten entsprechende Verträglichkeit. Bei der Berichterstattung von unerwünschten Arzneimittelwirkungen wurde nicht vom Konzept der klassischen Nebenwirkungen, sondern vom viel allgemeineren Begriff der unerwünschten Begleiterscheinung ausgegangen. Das bedeutet, daß alle Beobachtungen, die in einem zeitlichen Zusammenhang mit der Therapie standen, registriert wurden, ohne den Kausalzusammenhang mit dem Medikament zu bewerten. Dadurch ergeben sich relativ hohe Inzidenzen unter Placebo wie Verum. Tabelle 4.6 zeigt alle Vorfälle, die in den amerikanischen Studien sowohl unter Nizatidin als auch unter Placebobehandlung mit einer Häufigkeit von über 2% auftraten. Die mit Nizatidin behandelten Patienten klagten im Vergleich zu der Placebogruppe häufiger über Urtikaria, Schwitzen und das Auftreten

Tabelle 4.6. Unerwünschte Vorfälle mit einer Inzidenz von $\geq 2\%$

Unerwünschte Vorfälle	Prozentsatz der Patienten	
	Nizatidin (%)	Placebo (%)
Den gesamten Körper betreffend		
Kopfschmerz	21,0	18,9
Bauchschmerz	10,5	16,3
Schmerz	4,3	4,8
Asthenie	3,8	3,5
Rückenschmerz	2,6	2,6
Brustschmerz	2,0	2,3
Verdauungsapparat		
Diarrhöe	8,2	8,1
Übelkeit	6,1	8,6
Dyspepsie	5,4	5,8
Flatulenz	5,8	6,7
Erbrechen	3,8	6,2
Obstipation	2,7	4,4
Muskel-Skelettsystem		
Myalgie	2,0	1,8
Nervensystem		
Schwindel	5,0	4,3
Psychische Wirkungen		
Schlaflosigkeit	3,0	3,6
Somnolenz	2,4	1,3
Abnorme Träume	2,2	2,0
Atemorgane		
Rhinitis	10,9	10,4
Pharyngitis	3,5	3,4
Sinusitis	2,3	2,3
Haut		
Ausschlag	2,1	2,4

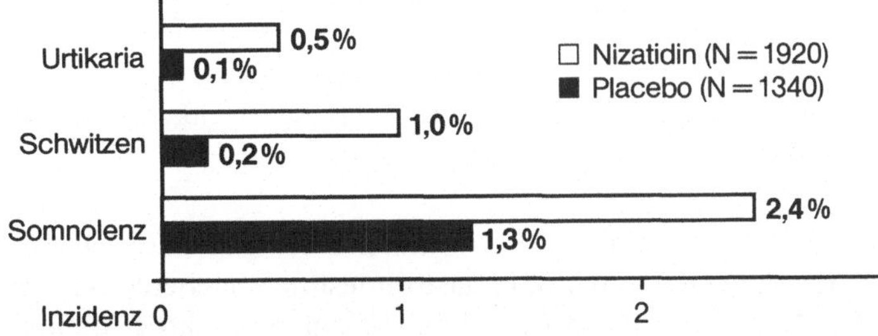

Abb. 4.11. Signifikant häufigere allgemeine Nebenwirkungen unter Nizatidin (p < 0,5 vs. Placebo). (Nach Cloud 1987)

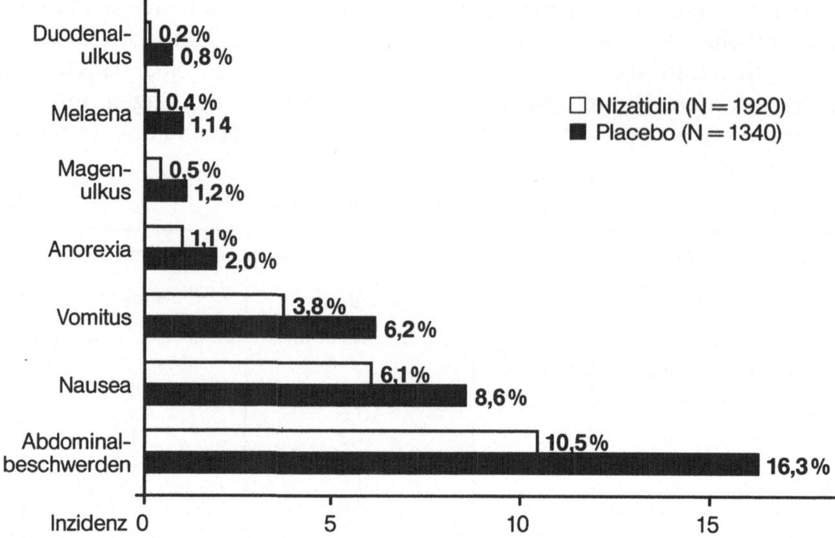

Abb. 4.12. Signifikant häufigere gastrointestinale Nebenwirkungen unter Placebo (p < 0,5). (Nach Cloud 1987)

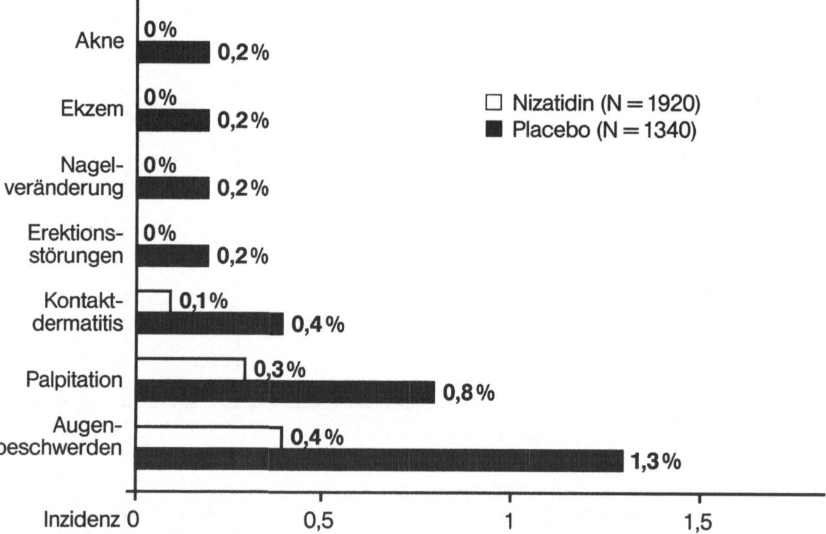

Abb. 4.13. Signifikant häufigere allgemeine Nebenwirkungen unter Placebo (p < 0,5). (Nach Cloud 1987)

von Somnolenz (Abb. 4.11). Auffallend demgegenüber war, daß die placebobehandelten Patienten außer über gastrointestinale Nebenwirkungen signifikant häufiger über Nebenwirkungen wie Akne, Ekzem, Kontaktdermatitis, Palpitationen, pathologische Veränderungen im Bereich der Finger- und Zehennägel, Sehstörungen oder Störungen der männlichen Sexualorgane berichteten (Abb. 4.12 und 4.13).

4.2.2 Hämatologische und laborklinische Parameter

Routinemäßig wurden vor und nach jeder Studie eine Reihe hämatologischer Meßgrößen (BKS, Hämoglobin, Hämatokrit, Gesamtleukozytenzahl, Thrombozyten- und Erythrozytenzahl sowie Differentialblutbild) und laborklinische Parameter (Gesamtprotein, Albumin, anorganisches Phosphat, Kalzium, Natrium, Kalium, Harnstoff, Harnsäure, Kreatinin, Glukose, Gesamtbilirubin, alkalische Phosphatase, SGOT, SGPT, Gamma-GT und Urinstatus) bestimmt. Bei den Prüfungen in Amerika fiel hierbei sowohl in der Nizatidin- als auch in der Placebogruppe ein statistisch jedoch nicht klinisch signifikanter Abfall der Erythrozyten, Leukozyten- und Thrombozytenwerte auf (Cloud 1987). Zwischen den verschiedenen Patientenkollektiven bestand aber kein statistisch signifikanter Unterschied. In den europäischen Akut- und Maintenance-Studien ließ sich dieser Befund nicht nachvollziehen. Die anderen hämatologischen Parameter waren sämtlich unauffällig.

In den Kurzzeitstudien und bei der Maintenance-Behandlung über ein Jahr zeigte sich nach Nizatidintherapie im Vergleich zu Placebo eine geringgradige, aber signifikante Erhöhung der Cholesterin- und Harnsäurewerte (Cloud 1987). Das Cholesterin stieg im Plasma nach Nizatidinbehandlung im Durchschnitt um 4,5 mg% und die Harnsäurewerte durchschnittlich um 0,2 mg% an. Diese Anstiege sind ebenso wie die gelegentlichen Erhöhungen der alkalischen Phosphatasen nach bisheriger Kenntnis ohne klinische Relevanz.

4.2.3 Leberfunktionen

Mittlere Bilirubin-, Albumin-, Gesamtproteinwerte und gelegentlich gemessene Gerinnungsparameter zeigten sich unter Nizatidintherapie unverändert. Vereinzelt wurde eine Erhöhung der alkalischen Phosphatase, des SGOT und SGPT beobachtet, die möglicherweise oder wahrscheinlich mit der Nizatidinbehandlung im Zusammenhang stehen. In weniger Fällen zeigte sich ein Transaminasenanstieg auf über 500 IE/l. Die Gesamtrate der Leberenzymveränderungen, die 1,5- oder

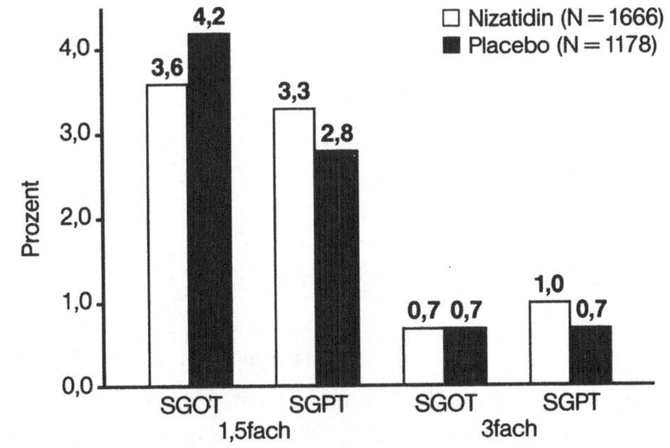

Abb. 4.14. Änderung der Transaminasenwerte (1,5- oder 3fach über Mittelwert) unter Nizatidin- oder Placebobehandlung (keine signifikanten Unterschiede)

3fach über dem Normalwert lag, war jedoch statistisch nicht signifikant unterschiedlich von placebo-behandelten Patienten (Abb. 4.14). Aufgetretene Transaminaseerhöhungen normalisierten sich rasch nach Absetzen der Nizatidintherapie.

Unklar ist, inwieweit die bekannten H_2-Rezeptor-Antagonisten die Leberdurchblutung beeinflussen. Bei Anwendung des Farbstoffes Indocyanin-Grün und der Lidocain-Clearance-Meßmethode konnte nach 7tägiger Gabe von 300 mg Nizatidin keine Veränderung der Leberdurchblutung festgestellt werden (Callaghan 1986a).

4.2.4 Endokrines System

4.2.4.1 Untersuchungen zur Antiandrogenität

Beschriebene antiandrogene Wirkungen von H_2-Rezeptorantagonisten kommen wahrscheinlich durch kompetitive Verdrängung des Dihydrotestosterons vom Androgenrezeptor zustande (Broden et al. 1982, Winters et al. 1979). Für Nizatidin konnte bisher weder im Tierexperiment noch in den Humanstudien eine eindeutige antiandrogene Wirkung nachgewiesen werden.

Bei 12 männlichen Probanden kam es während einer 12tägigen Studie unter osaler Gabe von 600 mg Nizatidin per die zu keinem klinisch relevanten Anstieg der Östradiol-, Testosteron-, Dihydrotestosteron- (DHT) oder Androstendionserumspiegel (Callaghan et al. 1987). Ein lediglich zu Beginn unter obiger Nizatidindosis beobachteter DHT Anstig ist in seiner Bedeutung unklar. Auch die DHT-Werte für Ranitidin und Cimetidin stiegen in dieser Untersuchung an. Gegenüber Placebo war dieser Anstieg nur zu zwei Meßzeitpunkten beim Cimetidin signifikant. Alle applizierten H_2-Blocker Dosen lagen weit über den therapeutisch üblichen Dosierungen.

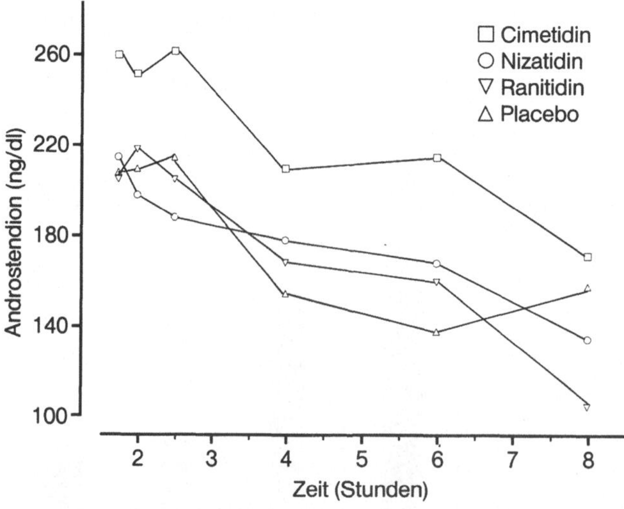

Abb. 4.15. Mittlere Androstendionserumspiegel über 8 h nach Gabe von Cimetidin, Nizatidin, Ranitidin oder Placebo. (Nach Callaghan et al. 1987)

Tabelle 4.7. Mittlere Spermienzahl vor und nach 6wöchiger Behandlung mit Nizatidin oder Cimetidin. (Nach Thiel et al. 1987)

	Placebo (n = 4)	Cimetidin (n = 3)	Nizatidin (n = 4)
vorher (10^6 Spermien/mm^3)	150 ± 18	163 ± 2	155 ± 13
nachher (10^6 Spermien/mm^3)	161 ± 12	**115 ± 15 ***	155 ± 12

* $p < 0,05$ vs. Placebo

Tabelle 4.8. Häufigkeit von Gynäkomastie, Impotenz und Libidoverlust nach Nizatidin-, Ranitidin- und Placebo-Verabreichungen (unveröffentlichte Daten)

	Nizatidin (n = 2372)	Ranitidin (n = 594)	Placebo (n = 1011)
Gynäkomastie	4 (0,17 %)	1 (0,17 %)	0 (0,00 %)
Impotenz	12 (0,50 %)	2 (0,34 %)	7 (0,69 %)
Libidoverlust	7 (0,29 %)	1 (0,17 %)	3 (0,30 %)

In einer weiteren Studie wurde die mittlere Spermienkonzentration an 12 freiwilligen Probanden (< 58 Jahre) vor und nach 6wöchiger Gabe von 150 mg Nizatidin 2 × tgl. oder 400 mg Cimetidin 4 × tgl. untersucht. Die Behandlung mit Nizatidin führte zu keiner Änderung der Spermienkonzentration (Thiel et al. 1987). Für Cimetidin wurde eine signifikante Reduktion der Spermienzahl festgestellt (Tabelle 4.7). Die zur Untersuchung verwendete Cimetidindosis liegt jedoch doppelt so hoch wie die übliche Tagesdosis. Die im Serum bestimmten Testosteronspiegel waren vor und nach Behandlung unverändert.

Die Auswertung von ca. 4000 Patienten aus klinischen Studien in Amerika und Europa erbrachte im Vergleich zu Ranitidin oder Placebo keine Hinweise für ein vermehrtes Auftreten von Impotenz oder Libidoverlust unter der Behandlung mit Nizatidin (Tabelle 4.8). Die Häufigkeit des Auftretens von Gynäkomastie war zwar unter Nizatidintherapie geringfügig höher als unter Placebo, jedoch nicht im Vergleich zu Ranitidin. In seltenen Fällen muß wie bei Ranitidin so auch bei Nizatidin mit dem Auftreten von Gynäkomastie gerechnet werden.

4.2.4.2 Untersuchungen zum Prolaktin

Prolaktinserumspiegel wurden durch Nizatidin weder nach intravenöser Einmalgabe von Dosen bis zu 200 mg (n = 6) (Abb. 4.16 a) noch nach 12tägiger oraler

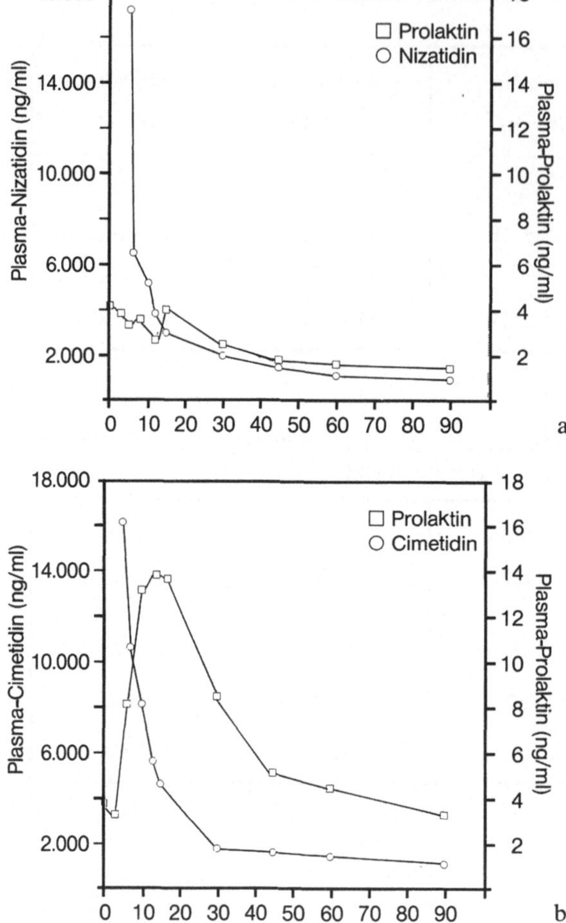

Abb. 4.16 a, b. Effekt von a) 200 mg Bolus i.v. Nizatidin und b) 300 mg Bolus i.v. Cimetidin auf den Prolaktin-Plasmaspiegel. (Nach Callaghan et al. 1987)

Behandlung mit 600 mg/Tag verändert (Callaghan et al. 1987). Bei Bolusgabe von 300 mg Cimetidin zeigte sich innerhalb von 60 min nach Applikation (Abb. 4.16) ein Anstieg des Prolaktinspiegels von 3,6 (Ausgangswert) auf 13,9 ng/ml (Callaghan et al. 1987). 6wöchige Behandlung mit 2 × tgl. 150 mg Nizatidin führte bei 11 männlichen Probanden im Alter zwischen 15 und 30 Jahren nicht zu einem im Vergleich zu Placebo signifikanten Prolaktinanstieg (Thiel et al. 1987).

4.2.4.3 Untersuchungen der hypothalamen-hypophysären Achse und anderer Hormone

Provokationsuntersuchungen mit 100 µg Thyreotropin Releasing Factor (GnRH) oder 400 µg Thyreotropin Releasing Factor (TRH) vor und nach 6wöchiger Behandlung mit 150 mg Nizatidin konnten nachweisen, daß Nizatidin keinen Einfluß auf den hypothalamen-hypophysären Regelkreis hat. LH, GH, TSH und

T$_4$ blieben ebenso wie Testosteron und Prolaktin durch Nizatidintherapie unbeeinflußt (Thiel et al. 1987).

Durch orale Gabe von 600 mg Nizatidin über 12 Tage kam es ebenfalls nicht zu einer Veränderung der Serumkonzentrationen von Östradiol, LH, FSH, GH, ADH, T$_3$, T$_4$ sowie des Kortisol- und LH-Spiegels im Urin. Auch die Parathormonspiegel blieben nach i.v. Bolusgabe bis zu 350 mg unverändert (Bergstrom 1987).

4.2.5 Zentralnervensystem

Da Nizatidin wahrscheinlich wegen seines Thiazolringes eine etwa 7mal geringere Lipophilie als Cimetidin aufweist, ist eine nur geringe Penetration durch die Blut-Liquor-Schranke zu erwarten und entsprechend selten mit dem Auftreten zentralnervöser Nebenwirkungen zu rechnen. Systematische Studien zur Penetration durch die Blut-Hirn-Schranke liegen bisher aber noch nicht vor. Bei über 4800 bisher in Studien kontrollierten Patienten konnte keine vermehrte Inzidenz von Desorientierung oder Verwirrtheitszuständen beobachtet werden. Jedoch sind inzwischen einzelne reversible Fälle von Desorientiertheit berichtet worden. Das Auftreten einer Somnolenz findet sich geringgradig häufiger unter Nizatidin als unter Placebo (2,4% vs. 1,3%). Dieser Unterschied ist statistisch signifikant.

4.2.6 Herz-Kreislauf-System

Ausgedehnte elektrokardiographische und kardiovaskuläre Untersuchungen im klinischen Prüfprogramm mit oraler Applikation einzelner oder multipler Dosen (100 und 350 mg Nizatidin) bis zu maximal 1400 mg/Tag haben keine signifikante Wirkung auf die Herzfunktion ergeben. In den klinisch-pharmakologischen Studien trat sowohl bei 2 mit Nizatidin behandelten Patienten als auch bei 3 unbehandelten Patienten eine kurzfristige asymptomatische ventrikuläre Tachyarrhythmie auf. Ein direkter Zusammenhang mit der Nizatidinbehandlung erscheint jedoch fraglich. Das Auftreten bradykarder Rhythmusstörungen konnte nicht beobachtet werden. Bei schneller Injektion ist bei Untersuchungen mit der intravenösen Applikationsform jedoch über einen geringen Frequenzrückgang berichtet worden.

Routinemäßig durchgeführten Blutdruck- und Herzfrequenzmessungen während der Ulkusstudien zeigten keine durch eine Nizatidintherapie bedingte Veränderung. Die geringen, wenn auch signifikaten Unterschiede zwischen den zu Beginn und am Ende gemessenen Werten waren in gleicher Weise auch in der Placebogruppe (Tabelle 4.9) zu beobachten.

4.2.7 Ophthalmologie

Ophthalmologische Untersuchungen (Spaltlampenuntersuchung, Gesichtsfeldbestimmung, Tonometrie, Untersuchungen des äußeren Auges, Visusbestimmung, Fundusskopie) sowohl über 8 Wochen als auch über 1 Jahr wurden in drei Stu-

Tabelle 4.9. Blutdruck und Herzfrequenz unter Nizatidintherapie (unveröffentlichte Daten)

| | 8-Wochen-Studie | | | | 12-Monate-Studie | | | |
	Nizatidin (n = 862)		Placebo (n = 555)		Nizatidin (n = 862)		Placebo (n = 555)	
	Ausgangswert	Diff.	Ausgangswert	Diff.	Ausgangswert	Diff.	Ausgangswert	Diff.
Systolischer RR (mm Hg)	125	– 2,21*	124	– 1,74*	124	0,93	125	0,00
Diastolischer RR (mm Hg)	80	– 1,53*	79	– 1,36*	78	0,18	79	– 0,53
Herzfrequenz (Schläge / min.)	75	– 0,16	76	– 0,36	76	0,72	75	0,65

* $p < 0,05$ (Endwert zum Ausgangswert)

dien an 971 Patienten durchgeführt. Im Vergleich zur Placebo-Kontrollgruppe konnten keine klinisch signifikanten ophthalmologischen Veränderungen unter Nizatidin festgestellt werden.

4.2.8 Allergische Reaktionen

Unter Nizatidin kam es bisher lediglich in sehr seltenen Fällen zum Auftreten von allergischen Reaktionen wie Nesselsucht, Hautausschlag, exfoliativer Dermatitis oder ödematösen Schwellungen. Bei bekannter Überempfindlichkeit gegen andere H_2-Rezeptor-Antagonisten sollte Nizatidin jedoch nicht eingesetzt werden.

4.2.9 Gravidität und Laktation

Bei Tierexperimenten an Ratten und Kaninchen mit Dosierungen bis zur 300fachen Humandosis konnten keine teratogenen Effekte nachgewiesen werden. In vivo Studien am Tier (s. 2.2.1) und in vitro Studien beim Menschen zeigen, daß Nizatidin in geringen Ausmaß die Plazentaschranke passieren kann. Es gibt jedoch keine adäquaten und kontrollierten Studien für Nizatidin bei schwangeren Frauen. Da tierexperimentelle Reproduktionsstudien nicht immer ohne weiteres auf den Menschen zu übertragen sind, sollte Nizatidin während der Schwangerschaft nur angewendet werden, wenn es als unbedingt notwendig erachtet wird.

Nizatidin wird in der Muttermilch laktierender Ratten konzentriert und sekretiert. Beim Menschen tritt es nur in sehr geringem Ausmaß wahrscheinlich per diffusionem in die Muttermilch über. Entsprechende Untersuchungen konnten zeigen (Bergstrom et al. 1987a), daß signifikant weniger als 1% der Nizatidindosis in die Brustmilch gelangt. Da jedoch Erfahrungen über eventuelle Auswirkungen auf den Säugling nicht vorliegen, sollte Nizatidin stillenden Müttern nur gegeben werden, wenn es unbedingt erforderlich ist.

4.3 Medikamenteninteraktionen

Generell kann es bei H_2-Blockern durch unterschiedliche Mechanismen zu pharmakokinetischen Wechselwirkungen mit anderen Medikamenten kommen: durch Änderung der pH-abhängigen Resorption bei zeitgleicher Gabe mit dem H_2-Rezeptor-Antagonisten, durch kompetitive Hemmung der tubulären Sekretion in der Niere oder durch Hemmung des oxydativen Metabolismus in der Leber. Wechselwirkungen bei der Verteilung durch Konkurrenz um die Bindungsstellen der Plasmaeiweiße (s. o.) und pharmakodynamische Wechselwirkungen sind bisher bei H_2-Rezeptor-Antagonisten nicht beobachtet worden.

Bei der allgemein für Nizatidin empfohlenen abendlichen Dosierung und dem dadurch bedingten fehlenden Einfluß auf das Säureprofil am Tage ist eine Resorptionsveränderung der üblicherweise tagsüber durchgeführten Begleitmedikation nicht zu erwarten. Lediglich bei zeitgleicher Einnahme von Nizatidin mit Ketoconazol, Eisen, Amoxicillin, Tetrazyklin oder Salizylsäurederivaten könnte es zu einer wie bereits bei anderen H_2-Rezeptor-Antagonisten bekannten klinisch relevanten Resorptionsveränderung kommen (Kirsch und Ohnhaus 1987). Detaillierte Untersuchungen für Nizatidin liegen hierfür noch nicht vor.

Für Ranitidin und Cimetidin ist eine kompetitive Hemmung der tubulären Sekretion für Procainamid bekannt (Broden et al. 1983; Greenblatt et al. 1985). In welchem Ausmaß dies auch für Nizatidin gilt, kann wegen fehlender Studien noch nicht gesagt werden. Aufgrund der aktiven tubulären Sekretion von Nizatidin ist eine Interaktion bei der Elimination mit basischen Pharmaka möglich.

Die mögliche Beeinflussung des oxydativen Metabolismus in der Leber wurde sowohl im Tiermodell als auch am Menschen für Nizatidin eingehend untersucht (Klotz et al. 1987 a–c; Secor et al. 1987; Meredith et al. 1983 und 1985; Pasanen et

Tabelle 4.10. Dissoziationskonstante (K_s) verschiedener H_2-Rezeptor-Antagonisten mit menschlichen Lebermikrosomen. (Nach Klotz et al. 1987)

	Typ	max min λ (nm)	K_s
Cimetidin	II	429 395	0,87 mM
Ranitidin	II	427 395	5,1 mM
Famotidin	–	– –	kein Effekt bis 4 mM
Nizatidin	–	– –	kein Effekt bis 4 mM

Tabelle 4.11. Arzneimittelmetabolismus unter Nizatidin. (Nach Klotz et al. 1987)

Arzneimittel		n	Nizatidin Dosis	Autor
Theophyllin	(i. v.)	6	150 mg b.i.d.	Schenker et al.
Aminophyllin	(i. v.)	12	300 mg/die	
Chlordiazepoxid	(i. v.)	6	150 mg b.i.d.	Secor et al.
Lorazepam	(i. v.)	6	150 mg b.i.d.	
Diazepam	(p. o.)	9	300 mg nocte	Klotz et al.
Warfarin	(p. o.)	8	150 mg b.i.d.	Callaghan et al.
Lidocain	(inf.)	4	2 x 150 mg	Callaghan et al.
		10	150 mg b.i.d.	
Metoprolol	(p. o.)	6	150 mg b.i.d.	Mutschler et al.
Antipyrin	(p. o.)	12	300 mg nocte	Langmann et al.

al. 1986; Arvela et al. 1986). Bei In-vitro-Untersuchungen mit menschlichen Leber-mikrosomen konnte für Nizatidin bis zu einer Konzentration von 4×10^{-3}M mittels spektrophotometischer Bestimmung der Dissoziationskonstanten (K_s) keine Bindungsaffinität zu Zytochrom-P_{450} nachgewiesen werden (Tabelle 4.10) (Klotz et al. 1987a). Außerdem zeigte sich bei Studien mit verschiedenen Markenenzymen kein Nachweis einer Inhibitoraktivität (Pasanen et al. 1986). Auch verschiedene In-vivo-Studien ergaben für Nizatidin keinen hemmenden Effekt auf Zytochrom-P_{450} enthaltende oder andere mischfunktionelle Oxygenasen. Mittels Probanden-studien mit 300 mg Nizatidin über 3–7 Tage konnte nachgewiesen werden, daß die Elimination von gleichzeitig verabreichtem Theophyllin, Aminophyllin, Chlor-diazepoxid, Diazepam, Warfarin, Lidocain, Metoprolol und Antipyrin nicht ver-ändert wird (Tabelle 4.11) (Klotz et al. 1987 und 1987b; Dammann et al. 1986a; Pasanen et al. 1986; Spahn et al. 1988).

Orales Nizatidin 300 mg täglich über 7 Tage hatte auch keinen Einfluß auf den Metabolismus von Lorazepam (Klotz et al. 1987a). Dies bedeutet, daß Nizatidin auch die Glukuronidierung (Phase-II-Reaktionen des Medikamentenabbaus) nicht beeinflußt.

5 Literatur

Anonymus (1984) Nizatidine. Drug Fut 9 (9): 655

Anonymus (1985) Nizatidine Axid. Drug Fut 9 (9): 787

Anonymus (1986) Nizatidine Axid. Drug Fut 11 (9): 807

Anonymus (1987) Nizatidine Axid. Drug Fut 12 (9): 913

Anonymus (1988) Nizatidine. Drug Fut 13 (9): 897

Aronoff G, Sloan R, Bopp R, Walters J, Bergstrom R, Callaghan J (1986) Nizatidine Kinetics in Patients with Renal Insufficiency. Clin Pharmacol Ther 39: 178

Aronoff G (1986a) Nizatidine in Subjects with or without Chronic Renal Failure. Lilly Research Labs. – Clinical Dokumentation Protocol 28 (unveröffentlichte Daten)

Arthur BH (1981) The Acute Oral Toxicity of Compound LY139037 in the Mouse. Lilly Research Labs. – Toxicology Report Nr. 1 (unveröffentlichte Daten)

Arthur BH (1981a) The Acute Oral Toxicity of Nizatidine in the Fischer 344 Rat. Lilly Research Labs. – Toxicology Report Nr. 2 (unveröffentlichte Daten)

Arthur BH (1981b) The Acute Intraveneous Toxicity of Nizatidine in the Mouse. Lilly Research Labs. – Toxicology Report Nr. 3 (unveröffentlichte Daten)

Arthur BH (1981c) The Acute Intraveneous Toxicity of Nizatidine in the Rat. Lilly Research Labs. – Toxicology Report Nr. 4 (unveröffentlichte Daten)

Arvela P, Pasanen P, Pelkanen O (1986) Effect of Induction on the Inhibitor of Drug Metabolism by Histamine H_2-Receptor Antagonists. Naunyn Schmiedebergs Arch Pharmacol 332 (Suppl): 38

Axon ATR (1986) Potential Hazards of Hypochlorhydria in the Treatment of Peptic Ulcer. Scand J Gastroenterol 21 (Suppl 122): 17

Bergstrom RE (1987) The Clinical Pharmacology of Nizatidine. European Nizatidine Symposium, Brussels

Bergstrom RE, Golichowski A, Obermeyer BD (1987a) Breast milk Study. Lilly Research Labs. – IND Protocol Nr. B5Q-LC-NABE (unveröffentlichte Daten)

Betton GR, Salmon GK (1984) Pathology of the Forestomach in Rats Treated for One Year with a New Histamine H_2-Receptor Antagonist, SK 93479 Trihydrochloride. Scand J Gastroenterol 19 (Suppl 101): 103

Bewsey BJ (1983) The Effect of Nizatidine on the Induction of Forward Mutation at the Thymidine Kinase Locus of L5178Y Mouse Lymphoma Cells. Lilly Research Labs. – Toxicology Report Nr. 27 (unveröffentlichte Daten)

Black JW, Duncan WA, Durant CJ, Ganellin CR, Parsons EM (1972) Definition and Antagonism of Histamine H_2-Receptors. Nature 236: 385

Bovero E, Poletti M, Boero A et al. (1987) Nizatidine in the Short-Term Treatment of Duodenal Ulcer – An Italian Multicenter Study. Hepatogastroenterology 34: 269

Bridge TL, Newman KS (1981) A 14-Day Acute Toxicity Study of Nizatidine

(LY139037) Administered by Nasogastric Gavage to Rhesus Monkeys. Lilly Research Labs. – Toxicology Report Nr. 26 (unveröffentlichte Daten)

Brittain RT, Jack D, Price BJ (1981) Recent Developments in Histamin H_2-Antagonists. Trends Pharmacol Sci 2: 310

Broden R, Canuine A, Heel R (1982) Ranitidine: A Review of its Pharmacology and Therapeutic Use in Peptic Ulcer Disease and Other Allied Diseases. Drugs 24: 267

Byrd RA (1984) A Teratology Study of Nizatidine Administered Orally to Wistar Rats. Lilly Research Labs. – Toxikology Report Nr. 29 (unveröffentlichte Daten)

Callaghan J (1983) Oral Administration of Nizatidine to Normal Male Volunteers 1. Dose Ranging Study. Lilly Research Labs. – Clinical Dokumentation Protocol 3 (unveröffentlichte Daten)

Callaghan J (1983a) Multiple Dose Safety Study an Gastric Acid Suppression of Oral LY139037. Lilly Research Labs. – Clinical Dokumentation Protocol 4 (Unveröffentlichte Daten)

Callaghan J, Bergstrom R, Obermeyer B, King E, Offen W (1985) Intravenous Nizatidine Kinetics and Acid Suppression. Clin Pharmacol Ther 37 (2): 162

Callaghan J, Bergstrom R, Knadler M, Rubin A (1986) Nizatidine Disposition in Elderly Subjects. Clin Pharmacol Ther 39 (2): 185

Callaghan J (1986a) The Interactions of H_2-Blockers with Lidocaine and Indocyanine Green. Lilly Research Labs. – Clinical Dokumentation Protocol 27 (unveröffentlichte Daten)

Callaghan J (1986b) The Disposition of ^{14}C-Nizatidine in Man. Lilly Research Labs. – Clinical Dokumentation Protocol 22 (unveröffentlichte Daten)

Callaghan J, Bergstrom R, Rubin A et al. (1987) A Pharmacokinetic Profile of Nizatidine in Man. Scand J Gastroenterol 22 (Suppl 136): 9

Callaghan J, Rubin A, Knadler M, Bergstrom R (1987a) Nizatidine, an H_2-Receptor Antagonist: Disposition and Safety in the Elderly. J Clin Pharmacol 27 (8): 618

Callaghan J (1987b) Nizatidine: Effects on Aspirin-induced Gastrointestinal Red Blood Cell Loss. Gastroenterology 92 (5): 1336

Callaghan J (1987c) Nizatidine: Effects on Aspirin-induced Gastrointestinal Red Blood Cell Loss. Pharmacologist 23 (3): 590

Cerulli M, Cloud M, Offen W, Chernish S, Matsumoto C (1987) Nizatidine as Maintenance Therapy of Duodenal Ulcer Disease in Remission. Scand J Gastroenterol 22 (Suppl 136): 79

Cloud M, Matsumoto C, Offen W (1986) Two Nighttime Doses of Nizatidine Compared with Placebo in the Treatment of Acute Duodenal Ulcer. Am J Gastroenterol 81 (9): 867

Cloud M, Offen W, Matsumoto C (1986a) Nizatidine Compared with Placebo in the Prevention of Recurrent Duodenal Ulcer. Am J Gastroenterol 81 (9): 866

Cloud M, Matsumoto C, Offen W (1986b) Three Doses of Nizatidine Compared with Placebo in Treatment of Acute Duodenal Ulcer. Dig Dis Sci 31 (10 Suppl): 161

Cloud M (1987) Safety of Nizatidine in Clinical Trials Conducted in the USA and Europe. Scand J Gastroenterol 22 (Suppl 136): 29

Cloud M (1987a) Prevention of Recurrent Duodenal Ulcer Disease with Nizatidine. Gastroenterology 92 (5): 1348

Cloud M (1987b) Efficacy and safety of Nizatidine 150 mg twice daily in the treatment of duodenal ulcer disease. Gastroenterology 92 (5, Part 2): 1348

Cunningham M, Male P-J, Griessen M, Striberni R, Loizeau E (1985) 24-Hour-H^+-Activity, Nocturnal Acid and Pepsin Output on A New H_2-Receptor Antagonist Nizatidine. Am J Gastroenterol 80 (10): 839

Dammann HG, Müller P, Simon B (1983) 24 Hour Intragastric Acidity and Single Nighttime Dose of Three H_2-Blockers. Lancet 2: 1078

Damman HG, Jacubasch T, Walter T, Müller P, Simon B (1984) Intragastrale 24-Stunden-H^+-Aktivität unter H_2-Rezeptor-Antagonisten. Therapiewoche 34/36: 5092

Dammann HG, Gottlieb W, Walter T, Müller P, Simon B (1985) Nocturnal Administration of Five Histamine H_2-Receptor Antagonists: A Single Blind Comparative Study. Gastroenterology 88: 1359

Dammann HG, Gottlieb W, Walter T et al. (1986) Nocturnal Acid Suppression with a New H_2-Receptor Antagonist – Nizatidine. Hepatogastroenterology 33: 217

Dammann HG, Klotz U, Gottlieb W, Walter T (1986a) Nizatidine (300 mg nocte) Does Not Interfere with Diazepam Pharmacokinetics. Dig Dis Sci 31 (10 Suppl): Abstract 1570

Dammann HG, Walter T, Müller P, Simon B, Keohane P (1986b) Nizatidine and Duodenal Ulcer Healing. Dig Dis Sci 31 (10 Suppl): Abstract 948

Dammann HG, Gottlieb W, Walter T, Müller P, Simon B, Keohane P (1987) The 24-Hour Acid Suppression Profile of Nizatidine. Scand J Gastroenterol 22 (Suppl 136): 56

Dammann HG, Dau B, Dreyer M, Müller P, Simon B (1987a) H_2-Rezeptorantagonisten in der Therapie der peptischen Ulkuserkrankung. Z Gastroenterol (Suppl 3): 136

Demling L, Domschcke S (1984) Klinische Gastroenterologie, 2. Aufl. Thieme, Stuttgart

Devis G (1987) Nizatidine in Duodenal Ulcer Disease – European Experience. European Nizatidine Symposium, Brussels

Dicke JM, Johnson RF, Henderson BI, Kühl TJ, Schenker S (1988) A Comparative Evaluation of the Transport of H_2-Receptor Antagonists by the Human and Baboon Placenta. Am J Med Sci 295 (3): 198

DiMario F (1987) Ranitidine and Nizatidine Action on Peptic Secretion. Gastroenterology 92 (5): 1371

Duroux P (1987) Overnight Acid Suppression Profile of Nizatidine 300 mg Effect of 6.00 p.m. and 9.00 p.m. Dosing. European Nizatidine Symposium, Brussels

Dyck W, Cloud M, Offen W, Matsumoto C, Chernish S (1987) Treatment of Duodenal Ulceration in the United States. Scand J Gastroenterol 22 (Suppl 136): 47

Evans D, Ruffolo R, Warrick M, Lin T (1984) Specific Histamine (H-2)-Receptor Antagonist Actions of Nizatidine. Fed Proc 43 (4): 1074

Fordtran JS (1985) A Study of the Efficacy of Four Dosis of Nizatidine as Compared to Cimetidine and Placebo as an H_2-Antagonist to Suppress Food-stimulated Gastric Acid Secretion in Volunteers. Lilly Research Labs. - Clinical Dokumentation Protocol 20 (unveröffentlichte Daten)

Fullarton GM, McLanchlan G, MacDonald A, Crean GP, McColl KEL (1988) Rebound Noctural Hypersecretion after four Weeks H_2-Antagonist therapy. Gut 29: A1439

Ganellin C, Durant G, Emmett J et al. (1985) Recent Structure-Activity Studies of H_2-Receptor Histamine Antagonists. Acta Pharm Suec 2 (Suppl): 153

Gledhill T, Howard O, Buch M (1983) Single Nocturnal Dose of an H_2-Receptor Antagonist for the Treatment of Duodenal Ulcer. Gut 24: 904

Grasela T, Welage D, Adelman M (1987) Population Analysis of Nizatidine Concentration - Effect Data. Clin Pharmacol Ther 41 (Suppl 2): 167

Greenblatt DJ, Aberneth D, Morse J (1985) Clinical Importance of the Interaction with Cimetidine. Pharmacol Ther 27: 353

Hagopian GS (1984) A Teratology Study in Dutch Belted Rabbits Given Oral Doses of Nizatidine. Lilly Research Labs. - Toxicology Report Nr.30 (unveröffentlichte Daten)

Hakason R et al. (1986) Gastric and Trophic Control of Gastric Mucosa. Scand J Gastroenterol 21 (Suppl 118): 18

Hammond J, Offen W (1988) Effect of Nizatidine and Cimetidine on Betazole-Stimulated Gastric Secretion of Normal Subjects. Am J Gastroenterol 83 (1): 32

Hanlin ML (1981) Anti-Androgenic Studies with Nizatidine in the Male Rat. Lilly Research Labs. - Pharmacology Report Nr.9 (unveröffentlichte Daten)

Hentschel E, Schütze K, Dutch W (1984) Relaps Rates of Duodenal Ulcer Healed with Concentrated Antacid or Cimetidine. Hepatogastroenterology 31: 266

Hentschel E, Schütze K, Reichel W et al. (1987) Nizatidine Versus Ranitidine in the Prevention of Duodenal Ulcer Relapse. Scand J Gastroenterol 22 (Suppl 136): 84

Hill LE (1981) The Effect of Nizatidine on the Induction of DNA Repair Synthesis in Primary Cultures of Adult Rat Hepatocytes. Lilly Research Labs. - Toxicology Report Nr.14 (unveröffentlichte Daten)

Hirsch KS (1985) Effect of Nizatidine, Cimetidine and Ranitidine of the Tissue Uptake and Nuclear Translocation of 3H-R1181 in the Male Rat. Lilly Research Labs. - Pharmacology Report Nr.12 (unveröffentlichte Daten)

Holland DR, Turk JA, Bemis KG, Beckheim GA (1981) Cardiovascular and Respiratory Effects of Intravenous Administration of Nizatidine in Anesthetized Dogs. Lilly Research Labs. - Pharmacology Report Nr.6 (unveröffentlichte Daten)

Kattau RW, Rathbun RC, Bemis KG (1981) Effects of Nizatidine in Mice. Lilly Research Labs. - Pharmacology Report Nr.8 (unveröffentlichte Daten)

Kirsch W, Ohnhaus E (1987) Neuere Aspekte zu Arzneimittelwechselwirkungen mit den H_2-Antagonisten Cimetidine und Ranitidine. Med Klin 82: 400

Klotz U, Dammann HG, Gottlieb W, Walter T, Keohane P (1987) Nizatidine (300 mg nocte) Does Not Interfere with Diazepam Pharmacokinetics in Man. Br J Clin Pharmacol 23: 105

Klotz U (1987a) Lack of Effect of Nizatidine on Drug Metabolism. Scand J Gastroenterol 22 (Suppl 136): 18

Klotz U, Gottlieb W, Keohane P, Dammann HG (1987b) Nocturnal Doses of

Ranitidine and Nizatidine Do Not Affect the Disposition of Diazepam. J Clin Pharmacol 27: 210

Klotz U (1987c) Comparative Effects of H_2-Receptor Antagonists on Drug Metabolism in vitro and in vivo. Pharmacol Ther 33: 157

Knadler M, Rubin A, Bergstrom R, Callaghan J (1984) Effects of Gelusil, Charcoal and Propantheline on the Bioavailability of the H_2-Blocker Nizatidine. Pharmacologist 26: 236

Knadler M, Bergstrom R, Callaghan J, Rubin A (1986) Nizatidine, an H_2-Blocker, Its Metabolism and Disposition in Man. Drug Metab Disp 14 (2): 175

Knadler M, Bergstrom R, Callaghan J, Obermeyer B, Rubin A (1987) Absorption Studies of the H_2-Blocker Nizatidine. Clin Pharmacol Ther 43/5: 514

Koop H, Arnold R (1987) Konsequenzen therapeutischer Langzeitachlorhydrie. Internist 28: 8

Kounenis G, Koutsoviti-Papadopoulou M, Elezoglou V (1987) The Excitatory Effect of the New Histamin H_2-Receptor-Antagonist Nizatidine (LY 390037) on the Guinea Pig Ileum. J Pharmacobiodyn 10: 669

Kovacs T, Maxwell V, Sytnik B, Van Deventer G, Walsh J (1986) The Effects of Three Oral Doses of Nizatidine and Placebo on Nocturnal and Peptone-Stimulated Gastric Acid Secretion. Western Sect Gastroenterol 34: 29

Kovacs T, Van Deventer G, Maxwell V, Sytnik B, Walsh J (1986a) The Effects of an Oral Evening Dose of Nizatidine on Nocturnal and Peptone-Stimulated Gastric Acid Secretion. Gastroenterology 90 (5): 1502

Kovacs T, Van Deventer G, Maxwell V, Sytnik B, Walsh J (1987) The Effect of an Oral Evening Dose of Nizatidine on Nocturnal and Peptone-Stimulated Gastric Acid. Scand J Gastroenterol 22 (Suppl 136): 41

Langmann MJS (1985) Antisecretory Drugs and Gastric Cancer. Br Med J 290: 1850

Lanzon-Miller S, Pounder RE, Chronos N, Raymond F, Hamilton MR, Dalgleish D (1988) Twenty-four Hour Intragastric Acidity and Plasma Gastrin Concentration in Healthy Volunteers taking Nizatidine 150 mg, Nizatidine 300 mg, Ranitidine 300 mg, or Placebo at 2100 h. Gut 29: 1364

Lasseler K (1986) Nizatidine Pharmacokinetics in Hepatic Disease. Lilly Research Labs. - Clinical Dokumentation Protocol 37 (unveröffentlichte Daten)

Leslie G, Walter T (1977) A Toxicology Profile of Cimetidine. In: Burland W, Simkins M (eds) Cimetidine. Excerpta Medica, Amsterdam, p 24

Levendoglu H, Mehta B, Wait C, Reddy G, Hatcher C (1986) Nizatidine: A New Histamine Receptor Blocker in the Treatment of Active Duodenal Ulcers. Am J Gastroenterol 81 (12): 1167

Levendoglu H, Mehta B, Wait C, Reddy G, Hatcher C (1986a) Effect of Nizatidine on Duodenal Ulcer Healing. IRCS Med Sci 14: 345

Lin T, Evans DC (1981) Gastrointestinal Actions of LY13907. Lilly Research Labs. - Pharmacology Report Nr.1 (unveröffentlichte Daten)

Lin T (1981a) Pharmacological Evaluation of Nizatidine in Isolated Smooth and Cardiac Muscle Preparations. Lilly Research Labs. - Pharmacology Report Nr.5 (unveröffentlichte Daten)

Lin T, Evans D, Warrick M, Pioch R, Ruffolo R (1983) Nizatidine, A New Specific H_2-Receptor Antagonist. Gastroenterology 84: 1231

Lin T, Evans DC (1984) Effect of Nizatidine on Gastric Acid Secretion Induced by Methacholin HCL. Lilly Research Labs. – Pharmacology Report Nr.3 (unveröffentlichte Daten)

Lin T (1985) Absorption of Nizatidine in Different Segments of the Gastrointestinal Tract. Lilly Research Labs. – Pharmacology Report Nr.19 (unveröffentlichte Daten)

Lin T, Evans D, Warrick M, Ruffolo R (1986) Actions of Nizatidine on the Rat Uterus, Dog Stomach and Experimentally Induced Gastric Lesions. J Pharmacol Exp Ther 239 (2): 400

Lin T, Evans D, Warrick M, Pioch R (1986a) Actions of Nizatidine, A Selective Histamine H_2-Receptor Antagonist, on Gastric Acid Secretion in Dogs, Rats and Frogs. J Pharmacol Exp Ther 239 (2): 406

Lindstrom TD, Whitaker G (1985) Effect of Ranitidine, Cimetidine and Nizatidine (LY139037) upon Cytochrome P450 Content in Male Rats and upon Ethylmorphine N-Demethylation in vitro. Lilly Research Labs. – Pharmacology Report Nr.14 (unveröffentlichte Daten)

Lindstrom TD, Whitaker G (1985a) The Effect of Nizatidine Upon Hepatic Weight, Microsomal Protein and Microsomal Cytochrome P450 in Mice. Lilly Research Labs. – Pharmacology Report Nr.15 (unveröffentlichte Daten)

Linscheer W, Raheja K, Hirose N (1985) A Double Blind Controlled Study Proves Nizatidine to be Much More Potent than Cimetidine. Gastroenterology 88 (5, Part 2): 1478

Lucas RA, Keohane PP (1986) Evaluation of the Pharmaceutics of Nizatidine in Elderly Subjects. Lilly Research Labs. – Clinical Dokumentation Protocol B5Q-17 (unveröffentlichte Daten)

Magee D (1974) Pepsin. Med Clin North Am 58 (6): 1277

Meredith C, Speeg K, Schenker S (1983) The Effect of Nizatidine (A New H_2-Receptor Antagonist) on Hepatic Oxidative Drug Metabolism in the Rat. Clin Res 31: 765A

Meredith C, Speeg K, Schenker S (1985) Nizatidine, A New Histamine H_2-Receptor Antagonist, and Hepatic Oxidative Drug Metabolism. Toxicol Appl Pharmacol 77: 315

Miller BJ (1983) A Basic Fertility Study in Wistar Rats given Nizatidine in the Diet. Lilly Research Labs. – Toxicology Report Nr.25 (unveröffentlichte Daten)

Miller BJ (1983a) A Basic Fertility Study in Fischer 344 Rats Given Nizatidine in the Diet. Lilly Research Labs. – Toxicology Report Nr.24 (unveröffentlichte Daten)

Miller BJ (1985) A Fertility, Perinatal and Postnatal Study in Wistar Rats given Diets on Containing Nizatidine. Lilly Research Labs. – Toxicology Report Nr.39 (unveröffentlichte Daten)

Miller L (1987) 24-hour intragastric acidity and plasma gastrin concentration in healthy volunteers taking Nizatidine 150, 300, Ranitidine 300 oder placebo at 21.15. Gastroenterology 92 (5, Part 2): 1492

Missale G, Agosti A, Bertele A (1987) Inhibition of gastric acid secretion in man by nizatidine and ranitidine. Ital J Gastroenterol 19 (5): 261

Mitchell M (1987) Nizatidine Maintenance Therapy in Duodenal Ulcer Disease – European Experience. European Nizatidine Symposium, Brussels

Morton D (1987) Pharmacology and Toxicology of Nizatidine. Scand J Gastroenterol 22 (Suppl 136): 1

Müller P, Dammann HG, Simon B (1985) Gezielte Hemmung der nächtlichen Säuresekretion. MMW 127 (43): 1019

Naccaratto R, Cremer M, Dammann HG et al. (1987) Nizatidine Versus Ranitidine in Gastric Ulcer Disease. Scand J Gastroenterol 22 (Suppl 136): 71

Neal SG (1982) The Effect of LY139037 on the In Vivo Induction of Sister Chromatic Exchange in Bone Marrow of Chinese Hamsters. Lilly Research Labs. – Toxicology Report Nr. 20 (unveröffentlichte Daten)

Neal SG (1982a) The Effect of Nizatidine in the In Vivo Induction of Sister Chromatid Exchange in Bone Marrow of Chinese Hamsters. Lilly Research Labs. – Toxicology Report Nr. 21 (unveröffentlichte Daten)

Neubauer BL (1984) Endocrine Studies with Nizatidine, Cimetidine and Ranitidine HCl in the Male Rat. Lilly Research Labs. – Pharmacology Report Nr. 11 (unveröffentlichte Daten)

Newman KS (1981) A Subchronic Toxicity Study of Nizatidine Given in Daily Intraveneous Doses to Fischer 344 Rats for 1 Month. Lilly Research Labs. – Toxicology Report Nr. 9 (unveröffentlichte Daten)

Newman KS (1981a) The Acute Intravenous Toxicity of Nizatidine in Dogs. Lilly Research Labs. – Toxicology Report Nr. 5 (unveröffentlichte Daten)

Newman KS (1981b) The Acute Intramuscular Toxicity of Nizatidine in Dogs. Lilly Research Labs. – Toxicology Report Nr. 7 (unveröffentlichte Daten)

Newman KS (1981c) The Acute Intraveneous Toxicity of Nizatidine in Monkeys. Lilly Research Labs. – Toxicology Report Nr. 6 (unveröffentlichte Daten)

Newman KS (1981d) The Subchronic Toxicity of Nizatidine Given in Daily Intravenous Doses to Dogs for 1 Month. Lilly Research Labs. – Toxicology Report Nr. 11 (unveröffentlichte Daten)

Newman KS (1983) A Subchronic Toxicity Study of Nizatidine Given in the Diet to Fischer 344 Rats for 3 Months. Lilly Research Labs. – Toxicology Report Nr. 22 (unveröffentlichte Daten)

Newman KS (1983a) A Subchronic Toxicity Study of Nizatidine in Beagle Dogs Receiving Daily Oral Doses of Nizatidine for Three Months. Lilly Research Labs. – Toxicology Report Nr. 23 (unveröffentlichte Daten)

Newman KS (1983b) A Comparison of Nizatidine with Cimetidine for Inhibition of Aromatose Activity. Lilly Research Labs. – Toxicology Report Nr. 28 (unveröffentlichte Daten)

Offen W, Matsumoto C, Cloud M (1986) Efficacy of 8 Weeks of Nizatidine Therapy in the Treatment of Acute Duodenal Ulcer. Am J Gastroenterol 81 (9): 867

Offen W, Matsumoto C, Cloud M (1986a) The Effectiveness of 4 to 8 Weeks of Nizatidine 150 mg Twice Daily in the Treatment of Active Duodenal Ulcer Disease. Am J Gastroenterol 81 (9): 867

Pace F, Colombo E, Ferrara A, Prada A, Rocca F, Bianchi Porro G (1988) Treatment of Duodenal Ulcer. A Cooperative Double-Blind Study of Once-Daily-Bedtime Administration. Am J Gastroenterol 83 (6): 643

Pasanen M, Arvela P, Pelkonen O, Sotaniemi E, Klotz U (1986) Effect of 5 Structurally Diverse H_2-Receptor Antagonists on Drug Metabolism. Biochem Pharmacol 35 (34): 4457

Penston J, Wormsley KG (1987) Achlorhydria: Hypergastrinaemia: Carcinoids - a Flawed Hypothesis? Gut 28: 488

Pippenger CE (1982) Drug Protein Binding. An Overview. In: Moyer T, Boeckx R (eds) Applied Therapeutic Drug Monitoring Fundamentals, Vol 1. Am Ass for Clinical Chemistry, Washington DC, p 55

Porro GB (1985) Efficacy and Safety of Acid Suppression by Oral Nizatidine in Volunteer Subjects. Lilly Research Labs. - Clinical Dokumentation Protocol B5Q-13 (unveröffentlichte Daten)

Porro GB (1987) Nizatidine in the Treatment of Gastric Ulcer Disease. European Nizatidine Symposium, Brussels

Poynter D et al. (1981) The Clinical Use of Ranitidine. Proc. 2. Int Symp on Ranitidine, Medicine Publishing Foundation, Oxford

Probst KS (1984) A Subchronic Toxicity Study of Nizatidine Given in the Diet to B6C3F1 Mice for 3 Months. Lilly Research Labs. - Toxicology Report Nr. 36 (unveröffentlichte Daten)

Probst KS (1984a) A Chronic Toxicity Study of Nizatidine Given in the Diet to Fischer 344 Rats for Six Months. Lilly Research Labs. - Toxicology Report Nr. 34 (unveröffentlichte Daten)

Probst KS (1985) Placental Transfer and Milk Excretion of Radiocarbon Following the Administration of a Single Oral Dose of ^{14}C Nizatidine to Fendle Rats. Lilly Research Labs. - Toxicology Report Nr. 40 (unveröffentlichte Daten)

Probst KS, Bernhard NR (1985a) A Chronic Toxicity Study in Beagle Dogs Given Daily Oral Doses of Nizatidine for One Year. Lilly Research Labs. - Toxicology Report Nr. 38 (unveröffentlichte Daten)

Probst KS (1985b) A Chronic Toxicity Study of Nizatidine Given in the Diet to Fischer 344 Rats for One Year. Lilly Research Labs. - Toxicology Report Nr. 37 (unveröffentlichte Daten)

Probst KS (1985c) A Chronic Toxicity/Oncogenicity Study of Nizatidine Given in the Diet to B6C3F1 Mice for Two Years. Lilly Research Labs. - Toxicology Report Nr. 41 (unveröffentlichte Daten)

Probst KS (1986) The Effects of Nizatidine (LY139037) on the Hepatic Microsomal Enzyme Activity. Lilly Research Labs. - Toxicology Report Nr. 47 (unveröffentlichte Daten)

Probst KS (1986a) A Chronic Toxicity/Oncogenicity Study in Fischer 344 Rats Given Nizatidine in the Diet for Two Years. Lilly Research Labs. - Toxicology Report Nr. 46 (unveröffentlichte Daten)

Probst KS (1986b) The Effect of Nizatidine on the Induction of Chromosome Aberrations in Cultured CHO Cells. Lilly Research Labs. - Toxicology Report Nr. 52 (unveröffentlichte Daten)

Quarles JP (1981) The Acute Subcutaneous Toxicity of Nizatidine in ICR Mice. Lilly Research Labs. - Toxicology Report Nr. 15 (unveröffentlichte Daten)

Quarles JP (1981a) The Acute Subcutaneous Toxicity of Nizatidine in Fischer 344 Rats. Lilly Research Labs. - Toxicology Report Nr. 16 (unveröffentlichte Daten)

Raineri D, Curik M, Rodvold K, Deyo K, Scaros L, Fischer J (1988) Stability of Nizatidine in Commonly used Intraveneous Fluids and Containers. Am J Hosp Pharmacol 45: 1523

Reichel W, Brandstätter G, Hentschel E et al. (1987) Nizatidine vs. Ranitidine in der Therapie des Ulcus duodeni. Z Gastroenterol 25 (8): 545

Rexroat MA (1984) The Effect of Nizatidine on the Induction of Reverse Mutations in Salmonella typhimurium Using the Ames Test. Lilly Research Labs. – Toxicology Report Nr. 32 (unveröffentlichte Daten)

Roberts NB, Sheers R, Taylor W (1981) Pepsin 1 Secretion in Normal Human Subjects. Clin Sci 61: 37

Roberts CJC (1984) Clinical Pharmacokinetics of Ranitidine. Clin Pharmakokinet 9: 211

Roberts R, Heath C, Johnson R, Speeg K, Schenker S (1986) Effect of H_2-receptor Antagonists on Steady-State Extraction of Indocyanine Green and Lidocaine. J Lab Clin Med 107 (2): 112

Ryan J (1985) The Effect of Three Oral Doses of Nizatidine and Placebo on Nocturnal and Food stimulated Gastric Acid Secretion. Lilly Research Labs. – Clinical Dokumentation Protocol 32 (unveröffentlichte Daten)

Ryan J, Vargas R, McMahon F, Gotzkowsky S, Matsumoto C (1986) Dose-Response Efficacy of Intraveneous Nizatidine on Gastric Secretion and Acidity. Am J Gastroenterol 81 (9): 857

Samanta A, Nahass D, Habba S (1986) Efficacy of Nizatidine: A New H_2-Receptor Antagonist in the Treatment of Duodenal Ulcer: A Dose Response Study. Am J Gastroenterol 81 (9): 852

Schenker S, Johnson R, Mor L, Henderson G, Dicke J (1986) Human Placental Transport of Cimetidine, Ranitidine and Nizatidine. Clin Res 34 (2): 445A

Secor J, Speeg K Meredith C, Johnson R, Snowdy P, Schenker S (1985) Lack of Effect of Nizatidine on Hepatic Drug Metabolism in Man. Br J Clin Pharmacol 20: 710

Sever P (1984) Efficacy and Safety of Acid Suppression by Oral Nizatidine LY 139037 in Volunteer Subjects. Lilly Research Labs. – Clinical Dokumentation Protocol 31 (unveröffentlichte Daten)

Shaar CJ (1982) Effect of Nizatidine and Cimetidine on Plasma Prolactin Concentration in Male Rats. Lilly Research Labs. – Pharmacology Report Nr. 10 (unveröffentlichte Daten)

Simon B (1986) Beschleunigte Ulkus Duodeni-Abheilung unter 300 mg Nizatidine nocte. Z Gastroenterologie 24 (9): 465

Simon B (1986a) Nocturnal Nizatidine Accelerates Duodenal Ulcer Healing. Dig Dis Sci 31, 10 (Suppl): Abstract 1926

Simon B, Cremer M, Dammann HG et al. (1987) 300 mg Nizatidine at Night Versus 300 mg Ranitidine at Night in Patients with Duodenal Ulcer. Scand J Gastroenterol 22 (Suppl 136): 61

Soll AN (1978) The Action of Secretagogues on Oxygen Uptake by Isolated Mammalian Parietal Cells. J Clin Invest 61: 371

Somogyi A (1983) Clinical Pharmacokinetics of Cimetidine. Clin Pharmacokinet 8: 463

Spahn H (1989) Lack of Significant Effect of Nizatidine and Ranitidine on the Plasma Concentrations of Metoprolol Enatiomers. Submitted: Br J Clin Pharmacol

Streett CS et al. (1984) Pathologic Findings in the Stomachs of Rats Treated with the H_2-Receptor Antagonist Tiotidine. Scand J Gastroenterol 19 (Suppl 101): 109

Stone RL (1981) Test of Compound Nizatidine for Effects of the Immune Response in Mice. Lilly Research Labs. – Pharmacology Report Nr. 13 (unveröffentlichte Daten)

Sullivan HR (1981) Preclinical Pharmakokinetics and Metabolism Studies. Lilly Research Labs. – Pharmacology Report Nr. 15 (unveröffentlichte Daten)

Sullivan HR (1982) Preclinical Pharmacokinetics and Metabolism Studies. Lilly Research Labs. – Pharmacology Report Nr. 16 (unveröffentlichte Daten)

Sullivan HR (1984) Preclinical Pharmacokinetics and Metabolism Studies. Lilly Research Labs. – Pharmacology Report Nr. 17 (unveröffentlichte Daten)

Sundler F et al. (1986) Inhibition of Gastric Acid Secretion by Omeprazole and Ranitidine. Scand J Gastroenterol 21 (Suppl 118): 38

Thiel van D, Gavaler J, Heyl A, Susen B (1987) An Evaluation of the Anti-Androgen Effects Associated with H_2-Antagonist Therapy. Scand J Gastroenterol 22 (Suppl 136): 24

Thompson CZ (1980) The Effect of Nizatidine on the Induction of Bacterial Mutation Using a Modification of the Ames Test. Lilly Research Labs. – Toxicology Report Nr. 13 (unveröffentlichte Daten)

Turner JC, Sullivan HR (1986) Nizatidine Preclinical Pharmacokinetics and Metabolic Transformation Studies. Lilly Research Labs. – Pharmacology Report Nr. 20 (unveröffentlichte Daten)

Vargas R, Ryan J, McMahon F, Regel C (1985) The Comparative Efficacy of Nizatidine to Cimetidine in Gastric Hypersecretors. J Clin Pharmacol 25 (6): 455

Vargas R, Ryan J, McMahon G, Regel C, Offen W, Matsumoto C (1988) Pharmacokinetics and Pharmacodynamics of Oral Nizatidine. J Clin Pharmacol 28: 71

Venables C (1986) Mucus, Pepsin, and Peptic Ulcer. Gut 27: 233

Warrick MW, Lin TM (1976) Actions of Somatostatine and Metiamide on Gastric Acid Secretion from Isolated Bullfrog Gastric Mucosa. Res Commun Chem Pathol Pharmacol 13: 149

Welage L, Wing P, Thomas R, Mueller G, Bernhard H, Schentag J (1986) The Effect of Intraveneous Nizatidine on Stimulated Gastric Acid Secretion. J Clin Pharmacol 26: 559

Welage L, Grasela T, Thomas R, Wing P, Mueller G (1987) The Concentration Effect Relationship of Nizatidine on Stimulated Gastric Acid Secretion. Clin Pharmacol Ther 41 (2): 225

White JF (1981) A 14-Day Acute Toxicity Study of LY139037 Administered Orally to Beagle Dogs. Lilly Research Labs. – Toxicology Report Nr. 17 (unveröffentlichte Daten)

Winters SJ, Banks JL, Loriaux DL (1979) Cimetidine is an Anti-Androgen in the Rat. Gastroenterology 76: 504

Wormsley KG (1982) Ranitidin in der Rezidivprophylaxe der peptischen Ulkuserkrankung. Gastroenterolog Prax Suppl II: 19

You C, Lee S, Chey W (1985) The Effect of New H_2-Blocker (Nizatidine) on Gastric Acid Secretion: Comparison with Cimetidine. Gastroenterology 88: 1639

6 Sachverzeichnis